# 医院品牌的奥秘

李庆◎著

北京联合出版公司
Beijing United Publishing Co.,Ltd.

**图书在版编目（CIP）数据**

医院品牌的奥秘 / 李庆著 . —北京：北京联合出
版公司，2020.12
　　ISBN 978-7-5596-4633-0

　　Ⅰ . ①医… Ⅱ . ①李… Ⅲ . ①医院—品牌战略—研究
Ⅳ . ① R197.3

中国版本图书馆 CIP 数据核字（2020）第 198036 号

**医院品牌的奥秘**

作　　者：李　庆
出 品 人：赵红仕
选题策划：北京时代光华图书有限公司
责任编辑：高霁月
特约编辑：李淼淼
封面设计：新艺书文化

北京联合出版公司出版
（北京市西城区德外大街 83 号楼 9 层　　　100088）
北京时代光华图书有限公司发行
北京晨旭印刷厂印刷　　　新华书店经销
字数 195 千字　　　787 毫米 × 1092 毫米　　　1/16　　　16.25 印张
2020 年 12 月第 1 版　　　2020 年 12 月第 1 次印刷
ISBN 978-7-5596-4633-0
定价：78.00 元

当下，管理好一家医院太难了。传统的管理模式已经无法适应，需要我们积极采纳新的理念和工具去丰富管理实践。

2005 年开始，我和各界同人开始在全国大力推进医院品管圈活动，力求通过管理理念和模式的转变，持续提升医院服务质量。十多年过去了，我欣喜地看到中国医院的管理正快步走上科学化、精细化的轨道，建设高质量的医院正成为越来越多医院管理者的共识和目标。医院因质量形成品牌，品牌管理的基础是质量管理。借助品管圈工具，围绕品牌战略，我们可以对医院管理要素进行流程化和精益化的持续改进，进一步保障病人安全，提升服务质量，控制运营成本，提升管理水平。同时，医院品管圈活动可以增强人民群众和医务工作者的获得感和幸福感。随着医院的发展，医院品牌在医院管理中的重要性将会逐渐提升，可以说，科学的品牌管理方法是医院管理者必须具备的常识和技能。

李庆先生从事医院品牌管理研究和实践二十余年，理论知识与实践经验极为丰富。这本医院品牌管理的书是国内首部全面系统阐述医院品牌理论的实战派专著，既有理论高度，也有实践深度，十分难得。通读全著，理论深入浅出，观点切中要害，文笔隽永流畅，案例旁征博引，读来引人入胜，如夏日清风、沙漠甘泉，不甚快哉。相信此书定能成为医院管理者、医疗工作者、媒体从业者、大健康产业有志者的重要参考指南，为有梦想的人们提供积极的指导。

"天下难事，必作于易；天下大事，必作于细。"愿每一个有着健康中国之梦的志士仁人都能不忘初心，定可得始终。

清华大学医院管理研究院创始人

中国医院品质管理联盟主席

国际医疗质量与安全科学院（IAQS）终身院士

刘庭芳

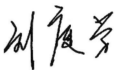

有人问，医疗有品牌吗？什么是医疗的品牌？它的奥秘在哪里？本书为我们深入浅出地解答了这些疑问。医疗品牌奥秘的核心可以归纳为技术、人才和文化。

医学是一门求真向善的科学，肩负着守护全人类健康的使命与重任。医生、医院想要赢得人们的喜爱和尊敬，不仅要具有精湛的技术和精细的服务，还要有充满人文关怀的品牌影响力。

医疗品牌是医学与社会的纽带，是医院实力的象征。一所优秀的医疗机构要做好两件事：第一要抓技术建设，用技术解决医学问题，解除患者问题；第二要抓文化建设，用文化凝聚人才，提升能力。文化是医疗品牌的第一张名片。医院实力的强弱，从表面上看是规模、设备、技术的比较，实质上是以人为核心的人文品牌价值的体现。人才决定实力，人文决定诚信。优秀的医疗品牌让医者与医者之间、医者与患者之间有了更多信任，让公众对医学有了更多理解和尊重，让医者获得了更多职业荣耀。

医疗品牌是医学与人文的有机结合。当面对患者时，医生绝不仅仅是在治疗一种疾病，而是帮助一个活生生、有感情、正为疾病所苦的人。要想成为令人尊敬、受人信赖的医者，不仅要有丰富的医学知识和技能经验，还要具备扎实的人文素养和品牌思维，向患者传递人文关怀。只有这样，才能增强医务人员自身的职业荣誉感，促使医学回归人文关怀，逐步化解医患矛盾，赢得医患间的相互信任和理解，最终营造出尊医重卫的良好社会风气和温馨的医疗环境。

医疗品牌是医疗实践的结果，它是医学与哲学、管理学、心理学、社会学、公众传播学、信息科学等诸多学科融合的反映，靠的是心与力的持久付出，值得我们每一个人去认真研究，不断领悟与实践。

《医院品牌的奥秘》从理论上进行了详细的解读，从方法上提供了具有指导意义的诸多建议，带给我们一批医院管理品牌的案例，值得细细品读。

希望本书能推动医学人文的回归，为广大医院管理者和医生提供一种新思路，让人文精神真正融入医院建设和医师成长，让全国卫生系统涌现出更多受人民群众尊重和信任的好医生、好医院。

中国人民解放军总后勤部卫生部原部长

中国医师协会原会长

张雁灵

## 探秘：揭开医院品牌的来龙去脉

## 解码：探究医院品牌的内在逻辑

## 05 语境：增加医院品牌魅力的魔法棒

## 06 传播：推广医院品牌的游戏规则

## 07 危机：检验医院品牌的试金石

## 08 文化：打造医院品牌的终极武器

导言

**探秘：**

揭开医院品牌的
来龙去脉

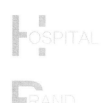

　　品牌是迷雾中指引方向的灯塔，是寒夜中凝聚人心的火炬，让我们在荒原中不会迷失自己，让我们坚信前行的方向。

　　我们渴望值得信赖的医疗服务，医院渴望更有竞争力的明天。品牌将两者的诉求融合，用品牌赢得信赖，用品牌成就梦想，是医院提升核心竞争力的必然选择。

　　掌握医院品牌的奥妙，才能笑傲江湖。了解医院品牌的来龙去脉，方能一往无前。

## 一、病魔之下，健康是人们锲而不舍的追求

　　自人类文明发端之日，病魔就如阴翳一般如影随形。在距今 160 万年前的肯尼亚"图尔卡纳男孩"骨化石上，科学家们就发现了败血症留下的致命痕迹。病魔不仅改变了个体的命运，还左右着人类文明的轨迹。在伯罗奔尼撒战争中，蔓延不止的瘟疫重创了志在必得的雅典人，导致古希腊文明迅速由盛转衰。14 世纪中叶，令人闻之色变的"黑死病"卷走欧洲近 1/3 的人口，动摇了人们对罗马教廷的信仰，诱发了轰轰烈烈的文艺复兴运动。1918 年的西班牙大流感席卷全球，造

成约 10 亿人感染，让各国找不到兵力作战，成为第一次世界大战提早结束的原因之一。

病魔的力量不可小觑。21 世纪初，SARS 冠状病毒引发的重症急性呼吸综合征，促发中国卫生健康服务体系的变革升级，"健康中国"四个字成为全民共识。2020 年年初爆发的新型冠状病毒肺炎疫情更是冲击全球，让各国政府和民众对健康的认识都上升到新的高度。

即使伤痕累累，人类也从未放弃与病魔的抗争。巫师和原始部落首领们在篝火中找寻动植物的药效，用打磨过的石头和骨针抚慰伤痛，遍尝百草的神农氏受到世人景仰。古希腊名医、西方医学始祖希波克拉底提出的人的体质学说——四体液学说，将近似于神学的医学探究由苍穹转向了机体。200—210 年，张仲景著成《伤寒杂病论》，首次提出"辨证施治"的医学理论，点亮了中医学的黑夜。659 年，孙思邈完成世界上第一部国家药典《唐新本草》。1543 年，维萨里用一部《人体构造》为人体解剖奠定基础。17 世纪初，哈维的血液循环理论扬起近代医学的风帆。17 世纪末，安东尼·列文虎克观察到了显微镜下神奇的现象，揭开了微生物的奥秘。1867 年，约瑟夫·李斯特发现了石碳酸的消毒灭菌作用，解除了手术感染的魔咒。1895 年，威廉·康拉德·伦琴在实验室里意外发现了 X 射线，人体内部开始变得清晰。1928 年，亚历山大·弗莱明在没来得及清洗的培养皿上发现了青霉素，使人类抵御细菌性感染的能力大大增强。1953 年，詹姆斯·杜威·沃森和弗朗西斯·克里克发现了 DNA 的双螺旋结构，打开分子生物学的大门。2018 年，全球第一款人工智能医疗设备 IDx-DR 被批准用于糖尿病视网膜病变检测，人类开始迈入人工智能（AI）医疗时代。我们就这样跌跌撞撞地在迷惑中探索，探寻着健康的奥秘。

## 二、医院之源，信仰是穿透黑暗迷雾的光芒

医院寄托着人类对生命的敬仰和对未来的期望。它的英文单词 hospital 来自拉丁文词根 host，原意为"客人"，含有浓浓的人文善意。

在西方世界，医院自创建之初，就是宗教团体用来彰显慈悲、教化人心的工具。又因为其济世利民的神奇功效，它逐渐成为政治家们保境安民、发展经济的重要支撑力。

古希腊的祭司们在科斯岛的山坡上建起奉祀医神阿斯克勒庇俄斯的神庙，神庙里专设一处，收治前来朝觐的伤病者。公元前 473 年，锡兰的僧人在宣讲佛法的同时，为信徒们免费治疗。390 年，贵妇法比欧拉在罗马建起世界上第一所平民医院，宣讲基督教义。在持续近两百年的十字军东征中，西欧封建主在征服的焦土上建起大量的教堂和修道院，让神职人员收治伤员和患传染病的民众，用医学的神效传播教义。

随着医院在各处陆续兴建，规模不断扩大，医院开支日益增多，光靠领主自掏腰包和慈善捐款已经无法维持医院的日常运作。因此，教会开始允许医院从本地农民和集市贸易中征收费用来弥补开支，还准许新兴的商人阶层投资医院，医院逐渐去宗教化，现代意义上的医院走上历史舞台。

在中国，早在 2 年，为了防治瘟疫，汉平帝下令各地"民疾疫者，舍空邸第，为置医药"，以维持天下太平。北魏孝文帝拓跋宏下令开设官办医疗机构，拨地扩建医馆，对平民开放，安抚人心。19 世纪，西方列强的坚船利炮打开了国门，也带来了西方医术。在中西方文化的碰撞中，中国的近现代医院蹒跚起步。

两次世界大战改变了世界格局，工业革命带来的成果，更让医学科学一日千里。在科技的鼓舞之下，人类对健康的追求愈来愈强烈。医院不再是收容避难的宗教寓所，而是集医疗、教育、预防、保健、康养、研发为一体的综合体。医院的数量和服务质量不仅成为衡量社会治理水平的重要指标，更是医院所在地区和国家文明程度的标杆，兴医办院成为各国政府的共识。各国一流医院以其技术和服务，成为人才、科技、资本的聚集地。以医院为重心的大健康产业随之蓬勃兴起，成为各国争相追捧的新兴战略产业。

中华人民共和国成立后，我国政府一步步建立起三级医疗服务网络，使人民群众的生命质量得到全面提升。改革开放以来，医疗行业法规制度逐步完善，以生化技术、微创技术、基因技术、信息技术为代表的医学新技术得到迅速应用普及，北京协和医院、上海交通大学医学院附属瑞金医院、四川大学华西医院等一批比肩世界一流水平的医院不断涌现，区域医疗中心建设如火如荼，成为所在城市和地区的骄傲。多种办医格局下各地百花齐放，医疗行业的竞争在规模竞争、价格竞争、技术竞争之后，正式进入品牌角力的时代。

## 三、品牌之耀，竞争是强者生生不息的乐章

品牌不是一个新鲜名词。七千多年前，人类驯化了牛羊。为防止牛羊的丢失，北欧人在牛羊耳朵上烫烙下自己的专属符号，用以标识牛羊的归属权，这一行为在古挪威语中称为"brandr"，品牌的英文单词"brand"因此得名。

品牌不仅意味着占有，还意味着荣耀。品牌的荣光让商家欣喜若狂。在古希腊的雅典，商人用流行小曲推销自己制造的化妆品，吸引贵妇们纷至沓来。在春秋战国的阳城，陶器商人在陶器上篆下"阳城仓器""阳城"等戳记符号，标榜自己的陶器货真价实。在北宋的济南，刘家功夫针铺的老板将白兔作为品牌形象，把"认门前白兔儿为记"作为推广词制成铜版印模，一时声名鹊起。清朝乾隆年间，"六必居"酱菜铺的老板巧用明朝宰相严嵩为"六必居"题名的传说逸事让品牌淡妆浓抹，将毫不起眼的酱菜升级成为众人追捧的国货精品。工商业的日渐繁荣，让行业竞争不可避免地到来，传统的品牌传播方式逐渐力不从心。15世纪，古登堡改进了活字印刷术，信息传播的效率得以提高，传播成本大为降低，人们开始印制宣传海报来推销自己的商品。1473年，英国出版商坎克斯在街头张贴售卖宗教书籍的广告，火爆的销售场面让同行纷纷仿效。1666年，英国《伦敦报》正式开辟广告专栏，商业品牌由此开始借助传媒的力量飞上云霄。1841年，美国的伏尔尼·帕尔默在费城开办了世界上第一家广告公司，品牌营销成为一个时髦的新行业。1931年，美国的尼尔·麦克尔罗伊在宝洁公司推行"一个人，一个品牌"的品牌经理制大获成功，品牌管理由理念变为实践。1962年，大卫·奥格威出版《一个广告人的自白》，首次阐述了品牌形象的概念，品牌研究引起学界关注。

1855年，《遐迩贯珍》增出副刊《布告篇》，开中国近代中文报刊登广告之先河。1979年年初，《天津日报》刊发商业广告，打响国内品牌传播的第一枪。1989年，国家工商行政管理局商标局认定"同仁堂"为中国首例驰名商标，品牌意识在国人心目中日益增强。

改革开放以后，我国先后颁布、修订《中华人民共和国商标法》

《中华人民共和国专利法》《中华人民共和国广告法》《中华人民共和国侵权责任法》《中华人民共和国电子商务法》等法律法规，推动品牌管理迈入法制化、规范化轨道。2020 年 5 月 28 日，十三届全国人民代表大会第三次会议表决通过《中华人民共和国民法典》，对名誉权等品牌主张给予更进一步的法律保障。

## 四、众心之盼，品牌是医界化茧为蝶的共识

1764 年，詹姆斯·哈格里夫斯发明了珍妮纺纱机，拉开了工业革命的帷幕。各国迈开了工业化和城市化的脚步，投资办医院的机构越来越多，医疗行业的竞争态势日益显现。口碑好的医院往往患者络绎不绝，能获得官方和公众的认可以及更多的收益；口碑弱的医院则门庭冷落，投资回报和社会地位一落千丈。医院管理者们开始意识到：医院品牌声誉关系到医院的生死存亡，理应成为医院日常管理的重要考量。

与此同时，在经济和科技的双重刺激之下，公众媒体风起云涌。各大媒体为了增加营收，提升话语权和影响力，纷纷将关注的视野投向公众关心的民生领域。医院的管理者也发现，与媒体合作不仅能维护自身形象，也能吸引患者和人才，由此开始主动和媒体进行品牌合作。

品牌吸引力决定着品牌影响力，体现着医院的综合实力。1846 年 10 月，美国马萨诸塞州总医院的威廉·莫顿在媒体的见证下，公开展示了乙醚吸入麻醉手术，使马萨诸塞州总医院一举成名，奠定了在现

代麻醉医学上的百年地位。1897 年，苏州博习医院（苏州大学附属第一医院的前身）率先将 X 光诊断技术和设备引入中国，特邀当时知名的上海《点石斋画报》进行宣传报道，使医院从医疗机构林立的长三角地区脱颖而出，声誉日隆。杭州的广济医院（浙江大学医学院附属第二医院的前身）在 1914 年 10 月创办了《广济医报》（后更名为《广济医刊》），将健康知识和品牌形象传播到全国。

20 世纪中后期，除了书报杂志、广播电视等传统媒体之外，互联网媒体、移动媒体等不断出现，医院与公众之间的沟通途径更为多样、直接。进入 21 世纪，人工智能、扩展现实（XR）、5G、物联网等新一代信息通信技术层出不穷，融媒体 ① 成为医院品牌传播的新渠道和平台，内容和交互性更加丰富多姿。2016 年 4 月，英国伦敦皇家内科医学院在全球首次通过虚拟现实技术对直肠癌手术进行了直播。2019 年 1 月，中国人民解放军总医院与福建医科大学孟超肝胆医院联合开展全球首例 5G 远程手术，获得海内外好评，让医院品牌散发出无穷的魅力。2020 年年初，新型冠状病毒肺炎疫情爆发，全球医疗机构进入应急状态，服务能力受到巨大考验，促发互联网医疗进程提速。以信息技术为手段，开展场景化、社会化、交互化的品牌竞争成为医院在信息红海中取胜的法宝，让越来越多的医院管理者意识到打造医院品牌的急迫性和重要性。

品牌公信力左右着医院的发展潜力。1953 年，美国医院评审联合委员会发布了医院评审标准，要求医院在管理架构、服务流程、医疗质量、后勤保障等诸方面持续发力，打造优质品牌。这一理念标准

---

① 融媒体是充分利用媒介载体，把各种类型的媒体进行整合，实现"资源通融、内容兼融、宣传互融、利益共融"的新型媒体。

得到澳大利亚、韩国、日本以及欧洲诸国的认可，在不少国家得以推行，成为衡量医院品牌实力的重要标准。1989年11月，中华人民共和国卫生部发布《关于实施医院分级管理的通知》和《综合医院分级管理标准（试行草案）》，在国内推行以"患者为中心"的服务理念，引导医院强化自身品牌建设。2011年，国家卫生健康委员会在医院评审中引入第三方评价指标，要求医院转变发展模式和发展理念，促进医院管理水平和服务水平的精细化，推动医院品牌升级。2019年7月，中国医院协会发布《公立医院章程范本》，对医院品牌文化建设提出了进一步的明确要求。十三届全国人民代表大会常务委员会第十五次会议通过了《中华人民共和国基本医疗卫生与健康促进法》，医院品牌战略成为国家卫生战略。

为了增进公众对医院品牌的认知和了解，20世纪后期开始，国内外相关研究机构、高校、媒体纷纷启动了对医院品牌实力的评价研究。《美国新闻与世界报道》的"全美最佳医院"排行榜和我国各研究机构、行业协会的"年度排行榜"成为体现医院综合实力和医疗行业竞争力的风向标。随着医疗行业的逐步开放和大数据采集分析技术的成熟，社会机构、媒体等开始介入医院品牌评价体系，第三方满意度评价、行业协会推选和专业媒体的"品牌影响力系数"逐渐成为民众看病就医的重要参考和评价医院实力的标准。

回首数百年来的医院品牌建设历程，医院品牌从模糊到清晰，逐渐走出了团团迷雾，成为政府重视、社会期盼、行业认同的广泛共识。

风帆正劲，踏浪而行。

# 01

## 解码：

探究医院品牌的
内在逻辑

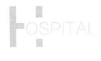

医院品牌建设看似简单，实际体系庞大，涉及的不仅仅是医学、管理学、营销学和传播学等学科，还包括信息技术学、经济学、心理学、社会学、公共关系学、美学等诸多知识门类。不仅需要医院品牌运营部门劳心劳力，还需要医院内部诸多部门的参与，同时涉及政府相关职能部门和媒体、公众等多方的协调发力。弄明白医院品牌的内在逻辑，千里之路，才能任君驰骋。

# 一、医院品牌是什么

## 1. 医院品牌是一种鲜明的符号

"品牌"是用来标示商品生产者、品质或其他用途的标志。美国市场营销协会将"品牌"定义为用来识别企业的产品或服务，和其他竞争者的产品或服务相区分的名称、术语、标记、符号或者设计及其组合。医院品牌是医疗机构之间相互区别、供公众识别区分的感观识别系统，能强化公众对医院的辨识度，从最直观的表现形式树立医院有特色的公众形象。

## 2. 医院品牌是一种独特的信息

医院品牌不仅是医院用以区分自己与其他同行的符号，还是医院医疗技术和健康服务的资讯载体。《塑造品牌特征——市场竞争中通向成功的策略》一书的作者林恩·阿普绍提出，品牌是人们看到的各种因素集合起来形成的产品表现，包括销售策略、人性化的产品个性以及两者的集合。医疗品牌不仅代表医院的医疗技术水平和服务质量，还传播着医院的文化底蕴、人文理念、服务宗旨、发展战略，彰显着医院的学科实力、人才建设、服务水准和管理成效，能建立起医院与公众的互动呼应，搭建起医院与公众之间信息沟通的桥梁。

## 3. 医院品牌是一种重要的资产

医院品牌是医院创造并拥有的知识产权。从经济学角度看，品牌是一种动态资产，可以为医院带来良好的声誉，进而带来更大的资产溢价。医院既可以采取各种管理和营销手段促使品牌增值，也可以通过资源运作进行品牌外延的拓展，以医疗联合体、分支机构、品牌授权等形式实现跨时间、地域、领域的品牌延伸，提升医院的品牌辐射力和资产实力。

## 4. 医院品牌是一种宝贵的认同

医院品牌的价值来源于认同，这种认同是政府的肯定、公众的认可、同行的推崇、自我的信心。奥美广告公司创始人大卫·奥格威认为，品牌是产品属性、名称、包装、价格、声誉、广告风格的组合，消费者购买的不仅是产品本身，更是产品能够提供的物质利益和心理利益，没有了消费者对品牌个性的认同，品牌形象就很难建立。医院品牌说到底，是公众对医院的个性认知和情感联系，是公众在内心认同的一种价值倾向，来源于公众的亲身体验和口口相传。

＊　　＊　　＊

总而言之，医院品牌是医院全体工作人员通过可持续性的、有特征性的医疗健康服务，在公众心中留下差异化印象的形象符号，是具有增值性的医院资产。

## 二、医院品牌由什么组成

医院品牌就像一串糖葫芦，穿在竹签上的是 10 个品牌要点。

### 1. 医院名称

医院名称由识别名称和通用名称组成，是医院品牌的第一标识。给医院命名不能天马行空，《医疗机构管理条例实施细则》对医院名称有严格的规定。识别名称只能由地名、单位名称、个人姓名、医学学科名称、医学专业和专科名称、诊疗科目名称等构成，经核准机关批准使用。通用名称依据医院的规模和性质等进行核准，如：医院、护理院、疗养院等。目前，除政府创办设置的医疗机构，其他医疗机构的识别名称中不能含有"省、市、区、街道、乡、镇、村"等行政区划名称，不可使用相关法规禁用的词语。国家机关、企业和事业单位、社会团体或者个人设置的医疗机构，名称中要含有设置单位名称或者个人的姓名。医院名称是医院的"身份证"，具有严肃的法律意义，一旦确定，将会在"医疗机构执业许可证""组织机构代码证"等上使用。

## 2. 品牌视觉识别系统

品牌视觉识别系统是反映医院品牌文化的视觉符号（文字、图案、色彩等）以及各种用品、器具、服饰等载体的集合，包括医院标志、标识导引、办公用品、服装服饰、专题片、院歌、吉祥物、网络ID 等。品牌视觉识别系统是医院品牌的有力载体，帮助医院品牌在公众心中形成第一印象，是医院品牌文化的高度概括和艺术抽象，具有独一无二的区别性。

## 3. 设施设备

设施设备是医院为开展医疗业务活动、提高医疗服务质量和品牌竞争力而配置的各类仪器、耗材、软件等。设施设备的配置不仅要符合区域卫生发展规划，与医院的学科发展潜力和财力相匹配，保持阶段领先性和业务适宜性，更要从便民、利民的角度出发，把握经济利益和公众利益的平衡，体现人文关怀，从而赢得公众对品牌的好感。

## 4. 工作人员风貌

医院的工作人员是医院品牌的传播者。从医院高层管理人员到临时工作人员，每个人的一言一行都体现出医院品牌的诚意和温度。规范合体的仪容是对同事和患者的尊重，更是对医院品牌文化的认同。合规合法的行为举止是对医疗质量的保证，更是对生命的友善和对品牌的自爱。良好的形象风貌能带给公众愉悦的就医感受，是拉近公众与品牌的距离、增强公众对品牌信任度的利器。

### 5. 医院环境

医院环境是医院围绕业务发展和患者就医需要所设置的物理空间和人文布局的总称。它既要严格符合医疗建筑的标准规范，在建筑风格、内部装潢、水电使用等方面体现绿色、生态、节能的环保要求，又要能根据服务流程和患者的就诊习惯进行设计优化，减少患者在医院的无序感和焦虑感。在环境布局上，医院要将品牌特色和本地人文要素相结合，打造主题明确、特色明显的品牌亮点，在公众心目中留下深刻的品牌印记。

### 6. 医媒关系

媒体是医院品牌的参与者和见证者，是医院和外界进行信息沟通的桥梁。媒体的报道可以多方位地记录医院的发展历程，展现医务人员的工作风貌，增强医院品牌的公信力。媒体的第三方属性使其对医院品牌的报道更具客观性和说服力，是挖掘和积淀医院品牌个性特征的利器。媒体的监督属性也能督促医院加强内部管理，改善医疗服务，是医院品牌的除尘器。

### 7. 学科实力

医院为社会提供健康服务，主要依赖于医疗技术。医院的学科水平是患者看病就医的重要考量因素，学科实力是医院品牌竞争力的重要组成部分。富有激励性的学科政策、优秀的学科人才队伍、先进的医疗技术是提升学科实力的必要条件。学科规划是医院发展规划的重心，通过有计划、有步骤、有投入方向的学科培育，打造出具有区域优势、有特色的重点学科，是医院在激烈的行业竞争中以点带面、提升医疗服务实力、占领市场一席之地的法宝。

## 8. 管理模式

管理模式是医院管理理念、管理结构、管理制度、管理流程等的有机整合，是医院品牌的组织基石。医院组织结构的稳定运行和医疗健康服务的持续输出，都需要依托适宜的管理模式。管理模式切忌好高骛远或教条化，对医院价值理念的尊崇和对人性的尊重是管理模式成功的关键。只有因地制宜，才能实现让患者满意、让工作人员满意、让社会满意的目标，最大限度地激发品牌活力。

## 9. 品牌体验

品牌体验是患者在看病就医的过程中，对医院品牌在感官、情感、思维、行动及关系等层面产生的个性认知和主观判断。公众通过各种信息渠道接触到的碎片化的医院信息，也会化为个人的品牌体验。品牌体验是医院品牌管理的重点，它体现个体的主观喜恶，左右公众对医院的美誉度评判，形成类似于偏见一般的成见，影响公众的品牌忠诚度，需要我们用心经营。

## 10. 品牌承诺

品牌承诺是医院对社会公众在医疗服务、健康促进等方面的保证，是医院服务能力的体现，是品牌价值的公开宣言，代表医院的理念追求。品牌承诺并非一成不变，它会随着社会发展和医院服务能力的调整而变化，它的兑现需要医院全员动员、全力而为，只有为公众提供超出服务承诺的品牌价值，才能获得公众对品牌的信任。

# 三、医院品牌有什么特点

## 1. 功能性

医院品牌不仅要具有美学上的吸引力，能给人带来感官冲击，易于识别和记忆，还必须具备医疗健康行业的行业特征，保持丰富的医学内涵，传播医学人文关怀，具有一定的功能性。

## 2. 公益性

生命健康是人们得以生存和从事活动的保障。医院是维护公众健康与维系社会生活稳定的重要力量，其医疗健康服务关系到社会公众的福祉和公共利益。医院品牌要从救死扶伤、除病济厄、维护健康的民生高度出发，依法行医、诚信服务、扶危济困，遏制片面逐利的冲动，用医术仁心满足公众对公平社会核心目标的诉求，获得社会的认同。

## 3. 价值性

医院品牌是医院对自身实力和发展潜力进行评估后进行的战略推广，是医院为公众提供医疗健康服务的管理成果，体现出医院独具特色的文化自信、胜人一筹的医疗技术水平及服务质量，凝聚着公众对医院的价值认同和情感共鸣，是医院核心价值的体现和追求。

### 4. 延伸性

医院品牌是医院核心的无形资产，既是医院历史文化的基因传承，也是医院创新进取的价值辐射；既能根据公众的价值观和理念变化进行调整适应，也能根据医院的发展需要或公众需求进行品牌赋能和边际效用的扩充，实现品牌效应的最大化。

# 四、医院品牌有什么用处

不论对公众还是医院自身，医院品牌都有其价值和意义。

## 1. 对公众而言

对公众来说，医院品牌的价值和意义体现在三个方面。

### （1）降低就医的选择成本

随着政策的日渐利好，国家社会保障体系逐步完善，医疗机构如雨后春笋般涌现，人们看病就医的选择自由度越来越大。品牌是一家医院对自身服务能力和管理水平的提炼概括。在公众眼里，医院品牌是医院实力的象征，是医院与医院之间的差异体现。医院品牌是公众的就医向导，简化了公众对医院信息的筛选过程，降低了公众的决策成本，便于公众识别医疗服务的来源，根据自己的喜好和判断决定就医选择。

### （2）提升就医的信心

医学的局限性和医疗服务的风险性让公众在就医过程中始终存在不安和警惕，担忧遭遇生理、心理、财务等方面的损害。医院品牌是医院人才、技术、设备、环境的最优展现，是医院对公众服务的质量承诺，是医院的自我约束和与公众之间的服务契约，能让公众减少焦虑，增强对医院服务能力的信任。

### （3）提高就医的满意度

医院品牌是公众了解医疗健康资讯的平台，医院通过品牌回应公众的健康关切。医院品牌是医院与公众交流的纽带和对公众服务的窗口，医院通过品牌与公众沟通感情，传递医学人文的关爱。在品牌的助力下，医院可以通过多种方式满足公众的健康需求，为公众带来身心健康的愉悦感，从而提升公众对医院服务的满意度。

## 2. 对医院而言

对医院来说，医院品牌牵连着医院每一名员工的切身利益，关系着政府及社会对医院的评价，影响着医院的兴衰荣辱，其价值和意义也体现在三个方面。

### （1）强化医院的竞争优势

以品牌建设为突破口，医院可以向公众持续化、形象化、系统化、全方位化地传播医院的学科实力、技术水平、服务特色、文化内涵，改善或强化公众对医院的品牌认知，拉近医院与公众和媒体的公共关系，获取公众对医院的品牌认同，建立广泛的品牌信任，树立具有竞争力的医院品牌形象。

### （2）营造良好的发展环境

以品牌建设为主线，医院可以对运营结构、岗位职责、管理制度和流程进行梳理，提高管理层级的执行力，降低管理成本，增强内部的凝聚力。以品牌战略为导向，医院可以完善各项服务设施，改善服务环境，优化服务流程，拓展品牌外延，增强品牌公信力，提升社会效益和经济效益。

### （3）提升公众的品牌忠诚度

医院可以以品牌建设为契机，对内规范员工的言行举止，强化医院员工的品牌意识，增强医院员工的集体荣誉感和文化自豪感；对外合法保护知识产权，拓宽医院与公众交流的渠道，挖掘和打造医院的品牌亮点，增进公众对医院的理解和认可，增强品牌黏性，树立医院亲民、精诚的服务形象。

## 【链接】

------------------------------------------------

### 香港大学深圳医院如何成为品牌翘楚

美丽的深圳湾畔，有一所与香港隔海相望的医院——香港大学深圳医院。这所引进了香港大学管理模式的综合性公立医院由深圳市人民政府全额投资，总建筑面积 36.7 万平方米，于 2012 年 7 月 1 日起运营。

从创立之初，香港大学深圳医院就肩负着创新公立医院管理模式、深化深港医疗卫生合作的使命。这份与生俱来的与众不同，让医院始终处在媒体的聚光灯下。同行和公众的心中都有一个大大的问号：在现有的业态环境下，这所"特立独行"的医院能成为政府满意、医护人员满意、百姓满意的品牌医院吗？

万众瞩目之下，香港大学深圳医院固守着卓越、创新、信任、关爱的价值观，不惧风霜雨雪，执着探索，交上了一份成绩不俗的答卷。

### 卓越需要充满活力的优秀人才

为打破禁锢人才的脚镣，医院决定按照自己的想法引进人才，以需定岗，按岗聘用。医院主动放弃了"铁饭碗"，全员不纳入事业单位编制管理。

因为没了编制这个铁饭碗，"混日子"的人无所遁形。因为用人自主，所以能唯才是举，优胜劣汰，让有能耐的人干劲十足。人活了，事就顺了。医院抓住深港合作政策之便，借助深圳市"医疗卫生三名工程"（名医、名院、名诊所）之利，积极引进香港玛丽医院、伦敦帝国学院国家心肺研究中心等国际一流水平机构的优势学科和技术骨干，全力打造生殖医学及产前诊断中心、肿瘤综合治疗中心、心血管治疗中心、骨科与创伤中心、器官移植中心、感染性疾病综合诊疗中心等六大诊疗中心，同时设立国际医疗中心，以国际化视野下的人才梯队，借前沿医学科技的传、帮、带，让医院的医疗服务水平在短期内弯道超车，迅速提升，让深圳和香港两地民众逐渐认识到这所医院的卓越不凡。

### 创新需要让人舒畅的新机制

为了破解广受诟病的"候诊 3 小时，看病 5 分钟"的就诊难题，医院在内地率先推行"门诊实名预约制"。除了急诊外，门诊就诊一律需要预约，确保每个医生都有足够的时间与患者进行充分沟通，以此提高诊疗质量，改善患者就医体验。为了让患者接受预约就医这个理念，医院成立了预约中心，搭建了预约服务平台，还适时开通了现场预约。刚开始不太习惯的患者逐渐发现：这种预约就诊的方式让医生有了更多的时间为患者看病，病看得更准更好，看病不再难了。

为了消灭患者深恶痛绝的"大处方"和"滥检查"，医院在内地率先尝试"先全科后专科"的服务模式。患者来院后，先在家庭医学全科门诊就诊，由全科医生进行诊疗，全科医生再将自己不能处理的疑难重症转诊给专科医生。患者每人次200元的费用打包，包括挂号、诊金、常规检验和检查项目、7天内基本药物、非严重伤口的清理与包扎等。这个打破行业"潜规则"的做法一开始引起了巨大的争议。面对种种质疑，家庭医学科主管林露娟教授带着一批具有丰富全科医学工作经验的医生主动出诊。同时，他们把年轻的家庭医生分批次送到香港大学家庭医学系和香港家庭医学诊所进修培训，用过硬的医疗技术和优质的服务让患者体会到：那看似昂贵的"打包收费"背后没有"大处方"和"滥检查"，不仅省钱，还节约了自己挂号、交费的排队时间——原来80%的病都可以在全科医学门诊搞定。渐渐地，很多人开始在网上分享自己"没花多少钱就治好了病"的就医经历。医院抗菌药物（包括抗生素）使用比率低于全省平均水平，公众对医院品牌的认同度和满意度越来越高。

**信任需要虚心真诚的服务态度**

为了和患者"搞好关系"，医院成立了一个外人看起来很奇特的部门——病人关系科，专门负责替患者"消气"。他们在门诊医技楼设立患者接访区，开通10条对外电话专线和64个候诊点意见箱收集意见，把每一则投诉都作为改善服务的良机，虚心而真诚地进行查改。在医务人员有过失或差错之时，他们会及时主动向患方披露原因、危害以及应对措施，积极争取患方的理解和信任，降低发生误解冲突的可能性。

为了铲除以药养医、开单提成等"信任炸弹"，医院制定出台了"十大家规"，对红包、回扣等医务人员的灰色收入持零容忍态度，"不收红包"条款更被明确载入员工手册，员工一旦违规即开除处理。就这样，医院还嫌不够彻底，干脆将医护人员的个人收入与科室业务收入彻底脱钩。医护人员的个人收入只与服务质量、团队合作、医德医风、医院运营效益有关，与开药检查等没有分毫关系，医生的诊疗从动机上变得更加单纯，医者的医德操守更为人信任。

**关爱需要真心实意的行动**

为将医者的真诚关爱更广泛地传递出去，医院以健康教育和慈善救助活动为抓手，与社会各界积极互动，不断加强与外界的交流和品牌植入。他们在深圳各处举办健康讲座、公益活动，为全国贫困地区累计数百位唇腭裂、成骨不全及脑瘫患儿提供免费医疗救助，让公众更直观地感受到医院"以人为本"的关爱之情。这份执着与用心，让医院在公众心中日渐拥有口碑美誉，让质疑之声和担忧之心日渐消散。

深港两地政府和社会团体、各界群众对医院均给予了充分的认可，让这所医院在波澜壮阔的中国公立医疗改革中风帆正扬，理念不弃，初心不改，一路奔行。

------

# 五、再小的个体也能成就品牌

打造品牌不怕底子薄，不怕基础差。只要能洞悉公众的需求，扣准公众关注的兴趣点，就能实现品牌的逆袭。

公众对品牌的关注其实是一个品牌识别的过程，其间，品牌会在公众心目中留下品牌联想。这份联想包括品牌基本识别、品牌延伸识别、品牌核心价值三个层次，分为品牌产品、品牌组织背景、品牌人格、品牌符号和意义四个部分。

品牌产品包括产品产地和特性、产品范围、产品质量、产品价格、使用体验。对医者和医院来说，医院品牌产品就是我们能够为公众提供的医疗服务项目、医疗质量和价格、服务礼仪等，它决定着品牌的美誉度。

品牌组织背景包括组织的性质、区域性、特性等。对医者和医院来说，医院品牌的组织背景就是医者的执业范围、资质与职称，医院的性质与隶属关系、等级与规模、服务半径、文化理念等，它影响到公众对品牌的好感度。

品牌人格包括品牌的个性形象和公共关系。对医者和医院来说，医院品牌人格就是我们对医疗健康事业的认知和情感在医疗服务行为上的表现，是我们对医患关系、医媒关系、社群关系的自我定位和塑造，它影响到公众对品牌的认同度。

品牌符号和意义包括品牌的视觉标识、名称、隐喻式图案、品牌传统。对医者和医院来说，医院品牌符号和意义就是我们的形象标志、名称、标识标牌、建筑风格、规章制度等，它影响到公众对品牌的体验感观。

三分天注定，七分靠打拼。除了品牌的组织背景我们无力左右之外，品牌产品、品牌人格、品牌符号和意义都可以因为我们的主动作为而改变。平台和背景固然重要，但真正让品牌有影响力的是我们真诚的、持久的、优质的医疗服务，是公众在其功能性、情感性、自我表现型诉求被满足后的愉悦。

创建医院品牌，并不是有钱就可以任性地天女散花，也不用畏首畏尾地望洋兴叹。品牌创建有章可循，医院无论规模大小、实力强弱，只要能依据自身的条件与实力，看准时机有序推进，持续发力，就能终成正果。

相对于医院品牌的宏大，个人品牌建设则是一件随性的事情，它没有那么多条条框框的束缚，心有多大，舞台就有多大。个人品牌与个人的知识背景和阅历经验有关，可以在不同场合和平台表现出不同的潜质。但无论何时何地，品牌的名称都要突出个性特征，要讲究专业背景，也要符合国家法律法规和社会公德、契合自身能力和定位。品牌能提供的服务项目既要量力而行，更要精益求精，确保优质和诚信，以带给公众良好的服务体验。无论是专家教授还是普通的医护人员，只要动了品牌之心，就要时刻保持主动自我营销、自我推广的意识。只有舍得放下身段，抛开所谓的面子，敢于在品牌的差异点、痛点、兴奋点、共鸣点上进行创新传播，突出个性与专长，善于借助各种平台和渠道与公众积极地互动，才能积累起品牌的知名度和美誉度。

## 六、如何打造医院品牌的影响力

没有影响力的品牌，注定会被遗忘。

医院在践行服务宗旨、履行行业职能的具体实践中，要由相关部门和公众从品牌认知度、品牌美誉度、品牌偏好度、品牌满意度、品牌忠诚度五个方面对医院品牌的影响力进行估量，这一影响力是医院品牌在深度和广度上的延伸。

## 1. 医院品牌影响力的五个维度

### （1）品牌认知度

品牌认知是一个由浅入深的过程，影响着公众在不同的场合、情形和环境之下，识别和记忆医院品牌的可能性及难易程度。公众对医院品牌的熟悉程度与医院品牌推广的策划水平和频次、强度有关，医院要根据自身情况精心策划品牌宣传的内容，通过各种渠道和时机对品牌形象进行精准的展示和广泛的扩散，以此增加公众与医院品牌的接触机会，加深公众对医院品牌的差异化印象，形成其对医院品牌的认知。

### （2）品牌美誉度

品牌美誉度是公众与医院的接触与交流中，对医院品牌形成并积累的好感和信任程度。医院要认真培植具有亲和力和时代特征的医院文化，展现品牌实力，激发品牌共鸣；要积极回应公众的需求，提供真诚的医疗服务和过硬的医疗质量，获得公众的好感；要主动承担社会责任，在公益活动和重大事件的应对处置中勇于担当，彰显作为，赢得公众的信任。

### （3）品牌偏好度

品牌偏好是指公众对医院品牌的喜好程度，是一种基于个人情感的主观判断。在医疗资源多样化、信息海量化的当下，除非急诊或特需，公众在就医之前，大多情况下会根据自己对医院或医护人员的喜好进行选择。医院品牌维护的过程就是改变公众心智模式、增强公众品牌偏好的过程。医院要认真研究公众的心理，树立吻合公众心理期望的品牌形象，并不断通过各种推广活动加强与公众的沟通，促使公众接纳品牌，认可品牌。

### （4）品牌满意度

品牌满意度是公众根据看病就医的亲身体验，对医院是否满足其需求给予的评估反馈。品牌满意度与医院的品牌承诺直接相关，是医院管理水平、服务水平、人文环境是否达到公众期望值的检验标准。医院要从公众和员工的角度出发，尊重个人权益和个性需求，不断提高管理水平和沟通艺术，改善医疗服务质量，优化服务环境和流程，兑现品牌承诺，给公众提供超出其心理预期的体验。

### （5）品牌忠诚度

品牌忠诚度体现了公众对医院品牌理念的认同程度，以及对医院医疗健康服务品质的信赖程度。高品牌忠诚度经得住时间的磨砺和危机的检验，是医院品牌运营期望达到的最高境界。

## 2. 衡量医院品牌影响力的四个方面

对品牌影响力的衡量方法通常有调查研究法、内容分析法、实验设计法、个案研究法四种。由于各家医院的发展基础、所处环境、运营状况各不相同，我们一般采取调查研究法衡量医院品牌的影响力。参考学界在各地医院的长期实践经验与成果，我们可以从公众认知、患者体验、员工感受、社会评议四个维度，通过评分或者评级的方式对医院的品牌影响力进行评估。

**（1）公众认知**

公众认知维度的具体标准包括：

- 熟悉医院的名称、地址、视觉标识。

- 知晓医院的多种联系方式。

- 知晓医院的性质、等级、法人代表等基本情况。

- 知晓医院管理团队及优势学科团队的基本情况。

- 熟悉医院的学科特色，了解医院的行业地位。

- 了解医院的服务流程和相关制度。

- 关注医院的相关信息，参与医院组织的各类活动。

- 知晓医院的服务宗旨和理念。

- 认可医院的文化理念。

**（2）患者体验**

患者体验一般包括患者门诊服务体验、患者急诊服务体验、患者住院服务体验三方面。

**① 患者门诊服务体验**

- 医院的指引标志清晰、准确、易懂、美观。

- 医院的空间布局合理，方便就诊。

- 门诊配备了合适的便民服务设施和无障碍设施。

- 门诊公共区域清洁、舒适、安全，有防跌倒和突发事件处置措施。

- 门诊卫生间清洁、无异味，有求助呼叫按钮，有残障人士厕位或婴儿卫生台等便民设施。

• 门诊导诊人员、保洁人员、保安等态度友善，主动为患者提供帮助。

• 门诊工作人员仪表整洁、言行举止规范，佩戴工作卡。

• 医院提供多种预约挂号方式，挂号便捷。

• 挂号窗口工作人员服务和善，能耐心解答患者的疑问。

• 挂号窗口的排队时间可以接受。

• 收费窗口工作人员态度友善，能耐心解答患者的疑问。

• 收费窗口秩序良好，支持移动支付和银行卡支付等多种支付方式。

• 收费窗口的排队时间可以接受。

• 候诊秩序良好，叫号有序、清晰。

• 候诊时间可以接受。

• 医生态度友善，能仔细听患者讲述病情，并根据患者的讲述对其进行规范的检查和用药。

• 医生能用患者听得懂的方式向其解释检验、检查结果、病情诊断结果和治疗方案。

• 医生的诊断和治疗水平达到患者的预期，患者信任医生提供的治疗方案。

• 护理操作中，护士态度友善，能够倾听患者的需求，解答患者的问题。

• 护士的护理操作水平达到患者的预期。

• 在就诊过程中，医护人员注意保护患者的隐私，尊重其民族习惯和宗教信仰。

- 在等候检验、检查时，排队的时间合理，排队秩序良好，叫号有序、清晰。
- 在进行检验、检查时，医护人员态度友善，能够清晰说明检查步骤和需要注意的问题。
- 在检验、检查过程中，医护人员注意保护患者的隐私，尊重其民族习惯和宗教信仰。
- 检验检查结束后，出报告的时间符合患者的预期。
- 患者可以通过网络查阅和收取报告结果。
- 取药窗口排队的时间可以接受。
- 取药窗口工作人员和善有礼，能耐心解答患者的疑问。
- 医院提供的餐饮、购物、停车、通信等生活服务能满足患者及其家属的需求，尊重其民族习惯和宗教信仰。
- 看病期间，患者的抱怨和不满能够及时得到回应，有专人处理。
- 门诊医疗费用符合患者的预期。
- 医院有门诊服务志愿者，提供公益服务岗位。
- 当有需要的时候，患者还会选择这家医院就医。
- 患者愿意向家人、同事、好友、媒体推荐这家医院的服务。

### ② 患者急诊服务体验

- 急诊区域的各类指引标志清晰、准确、易懂、美观。
- 急诊区域空间布局合理，方便就诊。
- 急诊区域的便民服务设施、无障碍设施、急救设施齐备，使用方便。

- 急诊公共区域清洁、舒适、安全，有防跌倒和突发事件处置措施。
- 急诊卫生间清洁、无异味，有求助呼叫按钮，有残障人士厕位或婴儿卫生台等便民设施。
- 急诊工作人员仪表整洁、言行举止规范，佩戴工作卡。
- 急诊挂号人员态度和善有礼貌，能耐心回答患者及其家属的疑问。
- 急诊挂号排队时间可以接受。
- 医院提供多种急诊挂号方式。
- 医院有针对特殊群体的急诊绿色通道和救助措施。
- 急诊分诊人员态度友善，指引清晰。
- 候诊秩序良好，分诊叫号有序、清晰。
- 候诊时间可以接受。
- 医生能够快速响应患者的需求，安抚其情绪。
- 医生能清晰、准确地为患者做出病情诊断，提供治疗方案。
- 医生的诊断和治疗水平达到患者的预期。
- 就诊过程中，急诊医生注意保护患者的隐私。
- 护士在输液前对就诊者的身份及用药进行细致严谨的核对。
- 护士的护理操作水平达到患者的预期。
- 护士在护理操作的过程中注意保护患者的隐私。
- 急诊收费窗口工作人员态度和善，能耐心回答患者及其家属的疑问。
- 缴费窗口排队有序，有多种便捷的支付方式。

- 缴费等候的时间可以接受。

- 取药窗口呼叫清晰，等候的时间可以接受。

- 在等待检验、检查时，等候的时间可以接受。

- 在进行检验、检查时，医护人员态度友善，能耐心解答患者的疑问。

- 在进行检验、检查时，医护人员注意保护患者的隐私。

- 检验、检查结束后，出报告的时间符合患者的预期。

- 患者向医院反馈有关问题的渠道畅通，能得到及时、有效的回应。

- 急诊救治期间，医院能提供让患者及其家属满意的停车、餐饮、通信等生活服务。

- 急诊患者的人身安全和财产安全得到保障，在紧急状态下，被抢救者的私人物品能得到妥善寄存。

- 本次急诊医疗费用符合患者的预期。

- 当有需要的时候，患者还会选择这家医院就医。

- 患者对医院急诊服务感到满意，愿意向家人、同事、好友、媒体推荐这家医院的服务。

### ③ 患者住院服务体验

- 住院病区的引导标志清晰、准确、易懂、美观。

- 住院病区公共区域清洁、舒适、安全，有医院文化特色。

- 住院病区生活设施齐全，有无障碍设施和预防意外事件的设施。

- 住院病区卫生间环境清洁、无异味，有求助呼叫按钮，有防盗安全措施。
- 医院提供给患者的床铺、被褥、病员服等物品整洁干净、无异味。
- 病区工作人员态度友善，主动为患者提供帮助。
- 病区工作人员仪表整洁、言行举止规范，佩戴工作卡。
- 入院手续办理顺畅方便，等候时间可以接受。
- 办理入院的工作人员服务和善有礼，能为患者及其家属解答疑问。
- 入院时，护士向患者清楚介绍了主管医生、主管护士和注意事项。
- 医生服务态度和善有礼。
- 医生定期查房，及时了解患者的病情发展和治疗进程。
- 医生认真听患者讲述病情，并对其进行仔细的检查。
- 医生用患者听得懂的方式向其解释检验、检查结果、病情诊断、治疗方案、预后情形和可能的医疗风险。
- 医生的诊断和治疗水平达到患者的预期，患者信任医生提供的治疗方案。
- 医生在接诊、检查或治疗过程中注意保护患者的隐私，尊重其民族习惯和宗教信仰。
- 护士态度友善，能够仔细倾听患者的诉求，耐心回答其疑问，并尽可能满足其要求。
- 患者在按过床头呼叫铃之后，总能及时得到帮助。
- 用药前，护士能认真核对患者的身份，并清楚地告知药物的名称、功能、用法、用量、注意事项和可能的不良反应。

- 当患者感到疼痛难忍或不舒适时，医护人员能及时处理，尽力帮助其缓解。

- 在患者需要饮食指导、康复指导、心理疏导时，医护人员能给予帮助。

- 护士的护理操作水平达到患者的预期。

- 在进行诊疗和护理操作时，护士注意保护患者的隐私，尊重其民族习惯和宗教信仰。

- 住院期间，如需要手术，患者能够得到及时的安排。

- 住院期间，如需要手术，医生能在术前详细告知手术目的、手术方案和风险，以及其他可选择的替代方案，尊重患者的合法权益。

- 住院期间，患者如接受手术，麻醉医生能够及时跟进其术后镇痛工作。

- 医院提供的餐馆、购物、停车、通信等生活服务能满足患者及其家属的需求，尊重其民族习惯和宗教信仰。

- 医院工作人员尊重来探视患者的亲友。

- 住院期间，患者的抱怨和不满能够及时得到回应。

- 医院对患者住院期间的费用情况进行及时、明确的告知，并开设多种查询途径和快捷缴费途径。

- 本次住院医疗费用符合患者的预期。

- 当有需要的时候，患者还会选择来本院就医。

- 患者愿意向家人、同事、好友、媒体推荐这家医院的服务。

## （3）员工感受

员工感受维度的具体标准包括：

- 员工知晓医院的战略目标和发展规划，认同医院的价值理念。
- 员工认可医院领导团队的领导能力。
- 员工对医院提供的工作场所、服务设施感到满意。
- 员工认为其人格得到尊重，自身权益得到重视。
- 员工认为其工作岗位能发挥个人能力和专长。
- 员工认为自己能够在工作中取得成绩，有自豪感和工作积极性。
- 员工认为自己的工作得到了预期的物质回报。
- 员工认为自己能得到公平公正的工作岗位晋升机会和职业发展机会。
- 员工对自己薪酬之外的各项福利（包括假期/培训等）感到满意。
- 员工对人身安全防护和医院感染防护感到满意。
- 员工对医院的后勤服务感到满意。
- 员工与同事和上级沟通良好，关系和睦；团队氛围积极向上。
- 员工能够承受当前的工作压力。
- 员工需要投诉时，能及时通过医院的相关程序和渠道解决。
- 医院支持员工的学术科研需求，有相关机制予以保障。
- 医院鼓励员工参与医院管理，实行院务公开。

- 医院关注员工及其家属的身心健康。
- 与同类型医院相比，本医院的晋升机会比较多。
- 与同类型医院相比，本医院的薪酬比较高。
- 与同类型医院相比，本医院的各项福利比较好。
- 员工近五年未考虑离职。
- 员工会向同行和求职者推荐医院。

## （4）社会评议

社会评议维度的具体标准包括：

- 医院的功能、任务和定位明确，符合卫生区域规划；规模适度，达到设置标准。
- 医院遵守法律法规，依法执业，能主动履行相应的社会责任和义务。
- 医院能提供与功能和任务相适应的医疗技术服务，符合医学伦理原则，技术应用安全、有效；能承担所在区域的医疗救治、突发公共卫生事件和重大事故灾害的紧急医疗救援与紧急救治任务。
- 医院能完成法定和政府指定的公共卫生服务、突发事件紧急医疗救援、援外、国防卫生动员、支农、支边和支援社区等任务。
- 医院管理规范有序，运行指标、质量管理指标符合相应标准，学科建设水平在所在区域有一定影响力。
- 医院坚持公益性，积极开展各种形式的健康教育和健康干预指导，主动帮扶弱势群体，公众形象良好。

- 医院尊重公众知情权，能及时向社会公开医院管理、服务质量、服务价格及公众关注的有关信息，与媒体和公众沟通渠道通畅，态度诚恳。

- 医院有以患者为中心、植根于本院理念并不断物化的特色价值趋向、行为标准的医院文化。

- 医院尊重、关爱患者，有相关制度保障患者的合法权益，尊重患者的民族习惯和宗教信仰。

- 医院有医德医风管理的组织体系和相应制度，有畅通的投诉渠道，有专门部门统一接受、处理患者和员工投诉，及时处理并答复投诉人。

- 医院后勤支持系统功能完善，消防系统、特种设备、危险品管理、医疗废物、废液管理符合国家相关法律法规和标准，能为公众提供安全、环保的医院环境。

- 医院有社会满意度测评指标体系并开展社会评价活动，有持续改进措施并得到落实。

- 医院重视党建工作和廉政建设，基层党建有亮点、有特色，员工遵纪守法，无违法违纪案件。

- 舆情处置及时，无紧急信息及重大信息迟报、漏报、误报、瞒报等情况。

- 综合治理、信访维稳、消防、安全生产、保密及内部计生管理等工作任务完成良好，无恶性治安案件、大型群体性事件、安全责任事故、失泄密案件。

在收集和分析以上指标时，我们必须注意到：对医院品牌影响力的评估，其调查对象的主观感受强，可能会存在某种偏见或应激反应，影响问卷结果的真实性。对此，我们要通过扩大抽样范围，选取合适的数据统计分析方法进行客观评价。

## 【链接】

### 登封市人民医院为何能引来众人点赞

距离少林寺不过 13.4 千米的万岁峰下是登封市人民医院，这是一所有着近 70 年历史的医院。怎样做，才能让登封市的市民们像爱戴少林寺一样，为登封市人民医院感到自豪？

医院进行自我诊断，通过数据分析，对医院品牌的现状有了清晰的认识，进而制定出五年发展规划，给自己定了一个小目标：大病不出县。

国务院办公厅印发的《关于推进分级诊疗制度建设的指导意见》对"大病不出县"的要求是：县域内就诊率提高到 90% 左右。而当时，河南省的县域患者外转率高达 22.93%，不说登封市内的老百姓了，不少医护人员的亲人生病了都跑去郑州或者北京看病。要把县城患者外转率降到 10% 以内？很多人觉得他们在吹牛。

面对质疑，全院上下决心用实干去证明。为了尽快提升技术服务水平，医院领导带队，到大城市、大医院求专家带教指导，合作共建。医院的胸痛中心、卒中中心、医学影像中心等 17 个"医学中心"就这样陆续从无到有奇迹般地建立起来了。

为了提升患者就诊体验，医院花大气力改善病区条件，导入视觉识别系统，提高就医舒适度，让患者来医院看得养眼、住得舒坦。但光靠环境优化、医疗技术和设备保障，还不足以做到"大病不出县"。为提高疾病早期发现、早期诊断、早期治疗的成功率，医院为全市15家乡镇卫生院、2家社区服务中心和3家民营医院免费发放了远程网络心电图仪，建立起区域内的"网络心电会诊平台"，数据实时传输，病人随时收治，不到两年，就收集到78000人次的心电图数据，提前发现和救治了221名心梗病人，使得该平台成为名副其实的心安保障网。医院还开发了覆盖全市乡镇卫生院及社区卫生服务中心的"登封市区域医疗协同服务平台"，不仅让各家医疗机构的医护人员方便地在线互助协作，提高服务效率和准确率，还增进了医患沟通互动，使一批专家成为本地知名的医疗大V，大批公众成为医院忠实的粉丝。

这几招使医院的服务质量在短短5年得到了惊人的提升，肿瘤科、普外科、心胸外科、心血管内科在全省同类医院中遥遥领先，医院多个学科被评为河南省县级医院临床重点学科，获国家专利两项、省部级科技成果奖两项。医院被授予国家级"脑卒中筛查与防治基地"和国家级"胸痛中心"，成为全国县级医院中的先进典型。医院用实力和诚意获得了群众的认可，患者外转率控制在3.39%，"大病不出县"变成了现实！

# 02/

## 格局：

决定医院品牌的
高下之分

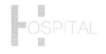

# 一、格局是什么

运营品牌，就是运营格局。那么，格局到底是什么？

## 1. 格局是世界观

世界观是医院管理团队对现实世界中各种具体事物的根本看法，是医院在提供医疗健康服务的实践过程中，对医院和客观世界关系的认知形成的共识。世界观会影响医院的品牌理念和战略决策，指导医院管理层采取不同的品牌建设方案，左右医院员工对医院品牌建设的态度和行为，对医院品牌产生不同的作用。

## 2. 格局是价值观

价值观是医院品牌需要、动机、愿望的集合，是推动并指引医院进行品牌定位与设计、决策与行动的思维模式，是调节、制约医院品牌管理者分辨是非、决定取舍的心理倾向。价值观影响着医院的内部流程和管理架构设置，决定着医院的品牌生态。医院的价值观需与社会的主流价值观一致，让医院品牌成为社会建设的积极力量。

### 3. 格局是责任感

医院只有履行好社会责任，才能被政府认可、为公众接纳。社会责任感是医院品牌建设的底线，医院在追求经营效益最大化的同时，要时刻牢记敬畏生命、救死扶伤、甘于奉献、大爱无疆的医者使命，在医学人才培养、医学科技发展、公共卫生突发事件、灾害救治、健康促进等方面主动作为，彰显临危不惧、义无反顾、勇往直前、舍己救人的品牌担当。

### 4. 格局是方法论

品牌格局的塑造过程其实是医院管理者对品牌打造路径、品牌推广策划方案、品牌资源的选择取舍过程，是医院管理者以政府认可、公众信赖、员工信任为目标进行的路径设计。在品牌方案的策划与实施上，医院要保持对政策法规的敏锐关注，与时代同步，与政府同向。在品牌方案的执行上，要善于观察和沟通，敏锐把握公众的心理，及时回应公众的需求。在品牌投入和变现上，要对医院利益与公众利益、短期利益与长远利益进行正确的评估，重大局与全局，顺势而为，履行医院对政府、公众和员工的品牌承诺。

## 二、格局需要清晰的品牌定位

品牌定位是医院以突出品牌差异、提高品牌价值、增加品牌核心竞争力为目标，对医院品牌形象、品牌功能进行的认知界定与强化，是增进医院与公众的品牌联系、打造品牌影响力的必要手段。

## 1. 医院品牌定位要遵循三个原则

### （1）以需求为导向

医院品牌的价值体现在为公众提供健康服务的过程中，公众对医院服务的需求是医院品牌定位的向导。医院要将医院品牌的诉求与公众的需求联系起来，将医院品牌的定位明确传递给公众。

### （2）保持差异化

医院只有将自己与其他医院的品牌进行差异区别，赋予医疗技术服务鲜明的品牌个性，才能让品牌形象深入人心。在运营的过程中，品牌会不可避免地因内外部环境的变化而被同化或弱化，需要医院及时调整品牌策略，打造或挖掘品牌特色，持续保持品牌个性。

### （3）注重本地化

医院的品牌辐射力与服务半径有关，品牌定位需要根据医院所处地域的特点、人口结构特点、区域经济发展情况、行业发展的态势，以及医院资源调控的能力等进行判断。医院要做好社群关系的维护，在医疗技术、人文服务、价格区间上打造亲民、可信的品牌形象。

## 2. 医院品牌定位的四个步骤

品牌定位需要医院通过对自身的服务能力和目标市场的调查，对医院品牌的特征、利益、情感、个性、价值诉求等从市场、价格、形象、地理、人群、渠道等方面进行判断决策，具体包括四个步骤。

**（1）找准医院服务的主战场**

品牌定位的第一步是明确医院服务的主要群体。我们可以通过社会学调查，对医院所处的医疗服务市场进行可行性研究，明确目标医疗市场的范围和类型，确定品牌发力的方向。调查主要包括四个指标。

**① 人口总量、结构及其变化趋势**

医院的服务覆盖能力受所在地区人口自然增长率、外来人口、流动性人口的综合影响。人口总量决定了医院的业务总体规模，人口结构决定了疾病谱的分布，人口自然增长率、外来人口、流动性人口等的变化趋势决定了医疗市场的容量。

**② 发病率及变化趋势**

发病率表示一定期间内每百人中特定疾病的发生频率，体现所在区域内影响公众健康的病因因素的变化，反映了人们的生活习惯、生活和工作环境对健康的影响。发病率变化趋势显示出医疗需求的变化，反映出医疗市场的增量规模，对医院学科设置、品牌个性打造具有参考意义。

**③ 人均医疗费用、单病种费用及变化趋势**

人均医疗费用与医院所在地区的经济发展水平和人均收入相关，反映出公众的健康需求和医疗服务购买能力。单病种费用与医院所在地区的财政能力、医疗机构的投资规模、公众医疗支付能力有关，从经济上决定了区域医疗市场的发展总量，关系到医院的经营效益。

**④ 行业发展态势**

行业发展态势是指在医院的服务半径之内，医院现有竞争者、潜在竞争者的品牌影响力和发展潜力，包括竞争者的经营战略、学科建设、人才梯队、医保份额、大型设备配置、新技术项目引进、医药耗材供应等情况和运营状况，影响到医院的品牌竞争策略。

**（2）抢占患者的心智认知**

品牌定位的第二步是抢占患者的心智认知，提升医院在患者心目中的地位，保持医院品牌的影响力。心智认知与患者的知识结构、收入水平、居住环境、就医体验、社会关系有关。

**① 知识结构**

有着良好教育背景的个人对社会发展和医学的局限性有着更多的理性认识，会从多个角度对医院品牌进行综合考量；在知识结构上有所欠缺的个人则往往容易冲动和盲目。医院品牌推广和维护必须将医学知识科普列入首要任务，提高公众对医学知识的了解程度，树立令人信服的品牌形象。

**② 收入水平**

医疗服务价格是政府引导公众合理就医、分级诊疗的杠杆工具，也是市场调节医疗资源流动的重要手段。个人的收入高低、经济实力的强弱会影响其就医抉择。医院可以设计不同价位的服务方案，在保证医疗质量的前提下，满足不同收入水平的个人对医院服务的需求，最大化地争取不同收入水平群体对品牌的认可。

**③ 居住环境**

个人居住环境的交通是否便利、通信网络是否完备、医疗机构数量的多少和服务水平的高低、地方政府医疗保障能力的强弱都会影响个人对医院品牌的定位取舍。居住环境各项条件越完善，个人的就医选择自由度越大，医院品牌之间的竞争越激烈。医院要想让患者将本院作为就医的优先选择，就必须在补齐短板、做大优势上动脑筋，通过对资源的优化调度，打造出便捷贴心、令人印象深刻的特色品牌。

**④ 就医体验**

对医院各项服务措施、服务环境、服务流程、价格收费、后勤保障、工作人员服务态度和职业道德的亲身体验，会直接影响个人对医院品牌的评价和选择。医院要切实围绕患者满意度持续改进服务质量，提升患者的体验好感，让每一位患者主动成为医院品牌的传播者，形成良好的口碑效应。

**⑤ 社会关系**

人际传播是品牌传播最有效的手段，人际交往和感情交流是达成品牌信任的快捷渠道。医院要重视培养与患者的感情，注重医院社群关系维护，让品牌多一点人情味，多一分亲和力。

**（3）敲准品牌的个性节拍**

品牌定位的第三步是塑造品牌的个性，让医院品牌更容易打动人心，令人过目难忘。品牌个性既是医院品牌的拟人化、人格化，也是服务对象自我情感和个性特征在品牌上的投射。品牌个性赋予医院品牌精神特质和文化内涵，让医院品牌能更好地满足公众在精神层面上的需求，强化医院品牌在其心目中的独特形象。

品牌个性与医院所处的社会环境，尤其是文化环境密切相关。品牌个性研究的知名学者珍妮弗·阿克绘制了品牌个性维度量表，将品牌个性归纳为纯真、激情、依赖、教养、坚固等 5 个维度和 15 个小类，细分为 42 个品牌特征。该表在欧美得到了广泛应用。我国的黄胜兵、卢泰宏等人借鉴品牌个性维度量表，将中国本土品牌划分为 4 个大类和 10 个小类，归纳梳理出相应的个性特征，具体如表 2-1 所示。

表 2-1 医院品牌个性维度量表

| 品牌个性 | 积极进取型 | 厚重类 | 专业的、高质量的、能力强的、成功的、正直的、诚信的、守法的、负责任的、有道德的、忠实的、自信的、爱国的、成熟的、沉稳的 |
|---|---|---|---|
| | | 勤俭类 | 刻苦的、努力的、坚强的、有雄心的、俭朴的、勤劳的、善良的、实惠的、不张扬的、有亲和力的 |
| | | 温情类 | 有福的、喜庆的、团圆的、美满的、慈祥的、母爱的、温柔的、得体的、体面的、传统的、故乡的、怀旧的 |
| | 随遇而安型 | 自在类 | 逍遥的、知足的、平和的、谦虚的、柔弱的、舒适的、淡泊的、清高的、豪放的 |
| | | 自然类 | 自然的、清纯的、美丽的、高雅的、绿色环保的、和谐的、健康的 |
| | 佛系智慧型 | 仁慈类 | 仁慈的、善良的、隐忍的、宽容的、安静的、从容不迫的、神秘的 |
| | | 智慧类 | 有品位的、优雅的、聪明的、有涵养的、有韵味的、有教养的 |
| | 新潮开放型 | 刺激类 | 令人激动的、刺激的、兴奋的、快速的、敏捷的、奇特的、豪华的、昂贵的、洋气的、高端的 |
| | | 开放类 | 活泼的、外向的、有创新力的、想象力丰富的、大胆的、勇敢的、叛逆的 |
| | | 独特类 | 时尚的、新潮的、有个性的、独特的、享乐的、年轻人的 |

打造医院的品牌个性，首先要根据医院品牌所具备的特征优势进行定位，再结合医院自身的特点，参照品牌个性维度量表列出个性倾

向，从中挑选出最能打动人心的词汇作为对医院品牌个性的描述，并在实践中不断丰富和完善。

### （4）把准品牌推广的基调策略

品牌定位的第四步是强化医院环境、医疗服务、员工形象方面的差异感受，在公众心中树立起可感知的、牢固的、有特色的品牌形象。这一阶段主要涉及四个方面。

#### ① 医院环境

从建筑环境、设备环境、流程环境上建立医院的视觉识别系统，保持鲜明的品牌形象。引入精细化管理，推行"整理、整顿、清扫、清洁、素养、安全、节约"的运营理念。紧跟时代发展，顺应学科发展需求，将医学与医术结合，增加医院环境的人文性和艺术性，为医疗服务添加更具人情味的元素。

#### ② 医疗服务

从技术项目、医疗质量、服务价格、服务体验上打造医疗服务特色，从技术上积极培育和引进适宜的医疗技术，保持领先于竞争对手的优势。从质量上重视学科建设和环节质量控制，确保医疗安全。从价格上采取灵活的策略，根据季节、社会热点等推出不同的价格组合包，满足不同人的需求。从服务体验上注重细节，从患者的角度不断优化流程，注重个性化。

#### ③ 员工形象

加强对医院员工的形象包装，从视觉和行为礼仪上实现医院品牌的标准化和规范化。加强对医院员工的岗位培训，提高员工的专业技能和职业素养，特别是沟通意识和技巧，让员工不仅具备过硬的专业素质，能为患者提供符合标准的服务，还能够与患者进行良好的、友善的沟通，获得其信任。

### ④ 公共关系

从社会热点和公众需求入手，通过传播健康知识、策划主题活动、打造先进典型来回应社会热点，制造品牌话题，积累品牌好感，不断吸引公众的关注，与政府部门、媒体、公众建立积极的、良性的公共关系。

## 【链接】

- - - - - - - - - - - - - - - - - - - - - - - - - - - - - - - - - - - - - - - - - - - - - - -

### 汕头市第二人民医院如何做到有口皆碑

汕头市第二人民医院创建于 1863 年，与市内其他综合性医院相比，这所历史悠久的医院占地面积只有约 15 万平方米，是汕头市最"袖珍"的三级综合医院。医院附近就是汕头市中心医院和汕头市中医院两所三甲医院，开车不到一刻钟的距离内还有汕头大学医学院第一附属医院等一批在汕头极具影响力的医院。在这个弹丸之地，汕头市第二人民医院如何在强手林立的医疗服务市场中叫响品牌呢？

医院梳理了患者的信息，发现大多数患者来自潮汕当地。要在当地老百姓心中打下医院品牌的烙印，最好的方法就是放下身段，让医院像潮州的工夫茶、潮汕英歌舞一样融入他们的生活，用情感的共鸣和地方文化元素来增加老百姓对医院品牌的亲近感，让老百姓记住医院，信任医院，喜欢医院。

潮汕地区有吃河豚的传统，当地食用河豚中毒的事件时有发生。各家医院和媒体每年都会推出相应的健康科普知识。这样的信息太多了，老百姓都看烦了。如何借这个机会扩大医院的品牌影响力呢？

汕头市第二人民医院的做法是：讲"潮汕话"，有"潮汕味"。

河豚在潮汕话里叫"乖鱼"，医院就将新闻标题拟为"乖鱼并不乖，误吃会丧命"，这个带有潮汕味的词一下子让当地老百姓觉得亲切，也吸引了外地读者的好奇心。

在这个吸睛而有趣的标题之下，医院没有一本正经地做宣教，而是用带有戏剧风格的语言讲故事："今天，我们要讲的是乖鱼的故事。市民黄女士今年54岁，汕头达濠人，一直喜欢吃乖鱼……"

这种本土化的语言和细节满满的实例吸引了公众的广泛关注，一经推出，就被汕头多家媒体转载采用，并引得其他同行纷纷效仿，成为美谈。

尝到甜头后，医院继续挖掘本乡本土老百姓感兴趣的话题，触发品牌共鸣。围绕高考这个热点话题，医院选取八名在不同时代参加过高考的医护人员，为其拍摄照片并附上其口述的高考回忆，讲述高考给生活在汕头的普通人带来的命运变化。这八张照片推出后，引发了汕头市民的情感共鸣，被广为转发点赞，还被多个媒体平台转载。

汕头市第二人民医院就这样与老百姓越走越近。这所"袖珍"医院年门急诊诊疗突破32万人次，年均增长4.54%，出院人次突破2万，年均增长3.86%；被广东省卫生健康委员会确定为广东省首家地级市应急医院，晋级为中国医院品牌建设大赛二十强单位。他们用实践证明了品牌定位的重要性，与其好高骛远地做"国际化""中心化"，不如认真度量自己，有所为有所不为。

------------------------------------------

# 三、格局需要高明的品牌战略

品牌战略是医院根据自身的使命和经营目标，以品牌为核心竞争力，依据对客观环境和政策的研判，结合自身优势和潜力制定的全局性的、指导性的目标规划，是为了实现目标规划而采取的行动秩序和资源配置。

## 1. 医院品牌战略的核心是什么

从医院可持续发展的角度来说，医院品牌战略的核心是人才品牌战略、服务品牌战略和文化品牌战略。

### （1）人才品牌战略

人才是医院品牌的基石。医术精湛、医德优良、善于沟通的医护人员会在与患者的长期交往中建立良好的口碑。学科力量雄厚、服务质量稳定、同行认可的科室也会逐渐获得良好的社会评价。这种口碑积累会促成一批个人品牌和科室品牌的诞生。个人品牌与科室品牌相辅相成，成为支撑医院品牌的主体。优秀的个人品牌可以带动整个科室的发展，加快人才梯队的建设步伐，转化为科室品牌。良好的科室品牌也会带动人才培养的效率和质量，推动人才的自我提升。医院要重视挖掘和打造个人品牌与科室品牌，可以从战略高度进行统筹规划，通过政策倾斜和资金帮扶等管理手段，主动打造"网红"矩阵，形成点面结合的品牌集群效应。

### （2）服务品牌战略

服务是传递医院品牌价值的介质。医院提供医疗服务的过程就是构建品牌信任、树立品牌影响力的过程。从患者的视角来看，他们对医疗服务的感受由低到高可以分为四个层级：第一层是医院能为患者提供可靠的、安全的医疗技术服务，帮助其恢复身体健康；第二层是医院在保证医疗质量和医疗安全的同时，能为患者提供有序的、便捷的、价格适宜的服务，让其建立对医院的好感；第三层是医院用亲和的医疗服务礼仪、良好的服务态度让患者感受到被尊重、被重视、被善待，从而给予医院良好的评价；第四层是医院通过人文服务感动患者，让其建立对医院品牌的情感认同和认知信赖。总之，医院要通过具有特色的、令人舒适的、有效的医疗服务，让患者感受到医院品牌的善意和美好，成为医院忠诚的支持者。

### （3）文化品牌战略

医院文化是医院内外关系的黏合剂，是医院的办院宗旨、人文素质、人才结构、学科实力的体现。医院文化要植根于善念，传递医者仁爱济世的情怀道义；要积极自信，学习和接纳外部的先进思想，融会贯通，保持品牌的活力；要创新手法，主动打造平台和传播渠道，展现医院的服务能力。医院要用文化的力量鼓舞员工前进，增加其对品牌的自豪感和责任感；用文化的魅力吸引公众的关注，增强医院品牌的竞争力和辐射力。

## 2. 制定医院品牌战略的三种方法

制定医院品牌战略，一般可以用 PEST 分析法、波特五力模型分析法和 SWOT 分析法。

### （1）PEST 分析法

PEST 分析法主要用于对医院所处的政治（political）、经济

（economic）、社会（social）和技术（technological）环境进行信息收集和战略研判。

① **政治环境**

国家或地区的政治体制、管理制度、方针政策、法律法规等因素决定着医院的发展走向，会对医院品牌战略产生根本性的影响。医院管理者要提高政治敏感性，提高对政策的预见能力和洞察能力，不断适应新的形势，及时调整医院的品牌战略。

② **经济环境**

医院是社会经济体系中的一员，受到宏观经济环境和微观经济环境的影响。宏观经济环境是国家和地区的总体经济发展状况，包括国民收入、国民生产总值、消费物价指数等指标。微观经济环境主要指医院所处区域的财政收入、居民人均可支配收入、人均消费水平，以及居民就业、储蓄、住房等情况和医疗卫生行业的运行情况等。经济环境是医院运营发展的晴雨表。医院要善于数据统计和分析，及时规避风险，把握机遇。

③ **社会环境**

医院所在地区的民族特征、文化传统、宗教信仰、风俗习惯、教育水平等会对医院员工和服务对象的价值观念、道德判断、审美取向产生影响。医院要在充分尊重地方社会文化的前提下，将本土文化中的积极元素与医院文化结合，打造让服务对象感受亲切、乐意接受的品牌文化。

④ **技术环境**

科技的进步推动医院的发展。医院要密切关注相关领域的技术研发动态，了解同行竞争者在新技术、新项目、新产品上的应用情况，及时采取应对措施，保持医院品牌的科技优势。

### （2）波特五力模型分析法

波特五力模型分析法将影响医院品牌竞争力的来源概括为五种，分别是：供应商的议价能力、购买者的议价能力、潜在竞争者进入的能力、替代者的替代能力、行业内竞争者的竞争能力。

#### ① 供应商的议价能力

医院的供应商既有医疗设备类、医疗器械类、信息工程类、药品类供应商，也有办公用品类、食品类、建材物料类供应商，还有特殊医疗人才、外聘专家及多点执业的医疗团队等。高精尖医疗设备和部分医疗耗材、软件、药品掌握在少数几家供应商手里，这类供应商的议价能力较强，只能以国家组织集中采购或以医疗联合体、医疗共同体等联盟的方式进行带量采购，以量换价，提升医院在医用设备、耗材、软件、药品采购上的议价权。特殊医疗人才、外聘专家、多点执业医疗团队因具有技术优势，议价能力较强，需要医院通过灵活的协商达成双方互赢。其他类别的供应商数量多、竞争激烈，因此医院的议价能力较强，选择自由度大。

#### ② 购买者的议价能力

医院的服务对象和保险管理机构是医疗服务的购买者。随着医疗服务体系的不断完善，加上信息技术和交通网络的进步，服务对象逐渐掌握了就医的选择自由权，议价能力与以往相比有所提升。但由于物价政策的调控和医疗信息的不对称性，其议价能力依然总体偏弱。由政府主管的医疗保险管理机构代表政府和参保群体与医疗服务供给方进行博弈时，在服务项目、服务标准上掌握着主动权。各家商业医疗保险机构代表参保客户，从商业利益出发，对医院保持着较强的议价能力。医院要加强内部成本管理，加强与相关机构的沟通合作，争取自己的合理权益。

### ③ 潜在竞争者进入的能力

随着我国卫生健康行业政策的逐步放开，各级政府出于保障民生的需要，纷纷通过新增医疗机构来确保医疗服务的可及性和公平性。各商业投资机构、医疗机构、高校、社会团队也以各种方式积极参与到医疗行业之中，由政府主导、多方共建共营的医疗卫生服务体系正在加快形成，医疗行业的新进入者日渐增多，它们分别借助自身的优势，以新的运营模式、广泛的品牌资源、灵活的激励措施，对原有医疗格局造成了深刻的冲击。医院要加强自身品牌建设，善于盘活资源，提高服务品质，以有效应对行业竞争的压力。

### ④ 替代者的替代能力

科技的进步和人们健康理念的转变，给医疗服务市场带来了冲击，预防保健、健康体检、康复理疗、美容健体、功能疗养、特优特需等原属于医院的传统市场的业务类型正在被各类机构分割。医疗联合体、医疗共同体、专科技术联盟的不断涌现，打破了医疗行业的技术壁垒，让新技术、新项目的推广不再难于登天，"一招鲜吃遍天"的垄断型技术已经不复存在，当前的优势随时可能被替代，医院与医院之间的技术竞争和项目竞争更趋白热化。医院要找准突破点，加强技术跟踪和学习，不断自我更迭，增强技术项目的吸引力，赢得公众的持久认可。

### ⑤ 行业内竞争者的竞争能力

为了实现各自的运营目标，各家医院纷纷使出浑身解数，历经了从规模到设备、从价格到服务的全方位较量。行业准入政策、医疗卫生人才流动制度、医疗药械采购使用制度和医疗保险基金管理制度的改革更刺激了医院之间的角力。只有对内增强品牌凝聚力和幸福感，对外建立服务对象对品牌的依托感和信任感，才能保持竞争实力。医院要加强对同行业运营情况、市场占有率、竞争优势的分析，善于挖掘品牌的服务特色，打造差异化的品牌形象，有针对性地采取品牌竞争策略和推广措施，才能从一片红海中脱颖而出。

### （3）SWOT 分析法

SWOT 分析法着眼于医院与竞争对手在实力上的比较，它帮助医院对自身优势（strengths）、劣势（weaknesses）、机会（opportunities）和威胁（threats）等内外部条件进行归纳分析，进而有针对性地扬长避短，提升医院品牌竞争力。

#### ① 优势与劣势分析

医院不论规模大小、实力强弱，都有着优势和劣势。这些优势和劣势既可能体现在医院的地理位置、医疗设备等硬件上，也可能体现在医院的内部管理、技术特色、医疗服务质量等软件上。医院要认真分析自身优势和劣势，围绕为社会、为员工、为服务对象创造价值这一目标，制定相应的品牌战略。

#### ② 机会与威胁分析

医院要认真研究经济社会发展规律，善于研判医疗行业的发展和公众需求变化的趋势，掌握竞争对手的战略动态，巧于整合各方政策、资本和人才资源，提前布局谋划，打造品牌优势；要引导医院员工树立竞争意识、服务意识和创新意识，主动克服不利条件，落实专业化经营和差异化发展战略，全方位提升医院的品牌实力。

＊　＊　＊

品牌战略的制定过程中，SWOT 分析法可与 PEST 分析法和波特五力模型分析法组合使用。如：对医院发展面临的机会可以用 PEST 分析法进行分析，对医院发展面临的威胁可以用波特五力模型分析法进一步明确。

## 【链接】

--------------------------------------------------

### 战略调整之后，河北医科大学附属燕达医院的门诊量爆增九倍

河北省三河市燕郊经济开发区有一所年轻的医院——河北医科大学附属燕达医院（以下简称"燕达医院"），其与北京的通州区相隔着一条潮白河，距离北京市区仅有 30 千米。

燕达医院在功能、硬件上均可与国内一流的三级医院媲美，它也是所在地区唯一的三级医院，覆盖人口 120 多万，但运营数年，业务迟迟不见起色。从 2010 年到 2012 年，医院每天门急诊量不超过 150 人，住院病区近千张开放床位只有不到 30 个患者，缺医生、缺患者的困局让医院管理者夜不能寐。经多方尝试，他们发现：老百姓看病就医，相信的不是广告的诱导，不是价格的诱惑，而是医院品牌的力量。

可是比品牌的影响力，他们比不过扎根多年的本地医院；比品牌的技术含金量，他们比不过北京城里的大医院；比品牌的价格优势，他们更比不过周边十几家医院和数不清的诊所。

怎么办？

与其拼得你死我活，不如提高自己的格局，调整战略，合作共赢。

　　医院管理者看准了国家"要推动京津冀协同发展"的政策红利，在京冀两地政府部门的支持之下，于 2014 年与北京朝阳医院建立了合作共建关系。根据合作协议，北京朝阳医院派出医疗管理团队，对燕达医院的学科建设进行技术扶持，并对其医院管理进行升级。

　　有北京朝阳医院这样的品牌公信力来背书，带来的好处是不言而喻的。

　　之后，燕达医院加快与优势资源品牌共享的步伐，先后与北京天坛医院、首都儿科研究所附属儿童医院、北京中医医院、北京协和医院建立合作关系。借此，燕达医院的品牌形象发生了翻天覆地的变化。

　　为了在短期内吸引并留住优秀的人才，燕达医院借着和各大医疗机构品牌合作的东风，开启了人才共享计划。

　　医院引入"事业合伙人"的概念，对骨干人才不仅给予优厚的薪酬，还将其个人发展需求和学科发展进行量身定制，给予员工事业发展平台，让员工在工作岗位上干得顺心、顺手、顺气。

　　除了"干事"环境，医院还用开放包容的心态为每一位外来专家创造"创业"环境：从专家个人角度考虑，在薪酬奖励、专业发展、个人晋升条件方面给予专家正向激励；为专家搭建良好的科教学术平台，让专家感受到这里有比北京更好的工作环境和更广阔的个人发展空间。

　　医院的学科水平和人才建设由此大跨步地提升。过去只能在北京城里大医院开展的腹腔镜下前列腺癌根治术、支气管镜下氩气刀联合冷冻术等手术很快在燕达医院落地开花，多项技术填补地区空白。短短七年，燕达医院的医疗质量、服务能力、技术水平持续提升，医院门诊量、住院量逐年递增。

# 四、格局需要敏锐的品牌思维

思维的广度决定了格局的宽度，思维的深度决定了格局的高度。在激烈的行业竞争格局之下，品牌思维要像医疗安全思维一样，成为医院上上下下每一个人应该具备的共同意识。这种思维主要包括 10 个要点。

## 1. 定力思维

医院品牌的搭建需要长期布局，分步实施。在品牌成果目标未能达成之前，参与其间者难免会遇到各种挑战，很容易产生无力感和困惑感，甚至动摇放弃。品牌运营者需要具备持久的抗压能力，要守得住初心，禁得住质疑，在面对挫折时能够自我激励，冷静积极地寻求破解之道。

## 2. 业务思维

品牌需要通过不断的策划来吸引人气，保持关注度和新鲜感。但医院品牌建设不是为了博眼球作秀，而是为了更好地提供医疗服务。医院品牌建设必须以医院的中心业务工作为主航道，以提高品牌公信力和品牌忠诚度为轴心，通过品牌建设的力量来推进医院服务质量的提升和竞争实力的增强，才能真正实现品牌价值。

## 3. 全局思维

品牌建设是一项系统工程，需要汇集医院各部门的力量，难免遇到部门和个人的利益纠葛。品牌运营者要从医院发展的大局出发，以品牌建设为抓手，说服医院的决策层对医院的管理制度进行全面检视，使用各种管理工具，从全局上对医院的管理体系进行查漏补缺，提高内部的管理响应力。医院品牌建设不能闭门造车，需要社会各界的参与和支持。品牌运营者要善于换位思考，善于利益共享，从维护公众健康利益的高度出发，积极促成品牌合力。

## 4. 跨界思维

品牌运营者要善于学习不同地域、不同行业的成功案例，汲取各行各业在品牌建设上好的做法和成功经验；要善于分析不同年龄、不同阶层、不同偏好的患者对医院品牌的兴趣点和诉求点，探寻其间的共性和联系，把其他领域、其他行业中广受欢迎的元素与医院品牌要素进行嫁接融合，提高品牌的魅力，彰显品牌开放包容的活力和对公众审美的尊重，赢得公众的好感和认可。

## 5. 迭代思维

人们通常习惯于根据已有的目标设定、认知方式、实践经验、惯用流程去开展工作，陷入路径依赖的思维陷阱，满足现状，畏惧突破。如果品牌运营者也这样，将导致品牌建设停滞不前，品牌在公众心目中的认知度逐渐下滑。医院品牌的活力来源于不断的创新，医院品牌运营需要保持积极进取的姿态，勇于走出舒适区，敢于进行自我否定，通过知识结构的更新、思维模式的更新、方法手段的创新进行自我迭代，从而跟上时代的步伐，保持品牌活力。

## 6. 个性思维

医院品牌必须融入公众文化，被公众接受和认可，但这并不意味着品牌建设要极力讨好所有人。贪大求全不仅会削弱品牌的特征，还会在执行过程中超出医院的承受力和品牌运营者的控制能力，让医院品牌陷入平庸，让个人陷入窘境。品牌精彩与否与医院平台的大小没有直接联系，只要秉持医院的价值理念，谦虚地倾听公众的心声，积极培植和挖掘出与众不同的品牌个性和亮点，做到人无我有、人有我优、人优我精，就能从品牌竞争的红海里脱颖而出，成为受人喜爱、引人注意的特色品牌。

## 7. 人文思维

患者不仅仅是接受医学诊疗手段的对象，还是医疗过程的参与者，他们不仅仅需要安全优质的医疗技术服务，还需要对个人隐私的充分尊重、对个性诉求的尽可能满足、对心理情感的充分慰藉。同样，医者不仅仅是治病救人的技术服务提供者，也是需要被尊重、被关爱，有着各种需求的人。医院品牌建设要从人文角度出发，为医学注入温暖，不仅要展现医疗技术水平的实力，也要体现出医院与人为善、和谐包容的人文情怀，找到与公众的感情共振点，获得公众对医院工作的理解与支持。

## 8. 数据思维

数据包含着真相，对数据的合理运用可以提高品牌管理的准确性。对患者生理病理数据的统计分析可以让我们了解一定区域内的医疗卫生水平和疾病分布，对患者的访问数据分析可以让我们了解其关注点和市场信息，对医院各部门业务数据的统计分析可以让我们了解医院的服务能力和患者对其的品牌认可度及忠诚度，对医院财务数据的统计分析可以让我们了解医院的管理水平和运营潜力。医院品牌运营者要充分利用数据工具，收集与医院品牌有关的数据，掌握数据归纳、推理分析的方法，将数据运用到管理决策中，为品牌建设提供指南和参考。

## 9. 绩效思维

医院品牌运营者要具有成本意识和经济头脑，能从经济角度对品牌建设需要投入的人、财、物等资源进行合理配置，减少耗费；能对品牌项目运作过程的相关数据进行动态分析，不断优化运营方法，控制运营成本，提高品牌收益。

## 10. 底线思维

医院是社会的一员，品牌建设的一言一行都需要严格遵循国家法律法规和卫生健康主管部门的规章要求，且不能有悖于社会公德。医院在品牌策划、传播推广等环节上，要严守医者的职业底线，不夸大吹嘘，不违背事实真相和医学规律，不制造传播恐慌或焦虑，不内耗争斗，不破坏行业的整体品牌形象；要用公众喜闻乐见的方式和优质的医学原创内容获得公众的信任。

## 【链接】

### 成都市第三人民医院的这项手术必须排队预约

肥胖，是一个让很多人头疼的健康问题。成都市第三人民医院将普外科、内分泌代谢科、康复科等多个相关专业科室的资源进行内部组合，成立了"肥胖与糖尿病多学科协作（MDT）治疗组"，设计了涵盖营养膳食指导、运动处方、内科药物治疗、中医中药治疗、减重代谢手术等多个方面的治疗方案。他们自信满满：如此全面、系统、专业的团队，如此用心、科学的方案，加上医院的品牌影响力，一定能收获饮食男女的芳心。

可是，现实并不如想象中那么美好。团队成立了 3 年，每年开展的袖状胃切除手术屈指可数。

团队负责人经多方学习、请教发现：技术好、团队优秀、医院支持，这些都只是团队成功的必要基础，要想让团队获得成功，必须摆脱临床专家思维，将品牌格局由封闭调整为开放，调动所有人的积极性。

对内，他们组建自己的"梦之队"，参加各类学术交流宣讲活动，不断争取领导、同事、同行的理解和支持。对外，他们在医院党委宣传部门的支持下，加强和各类媒体的良性互动，不断制造热点，扩大品牌知名度。

2017 年 2 月，他们在微博热搜上看到一则来自《楚天都市报》的新闻：湖北武汉有一个体重达 530 斤的胖小伙黄某鑫，摔在大街上爬不起来，20 多个人花了两个小时，才将他抬起送到了医院。

他们很快意识到这则热点新闻的价值，于是立即和报社记者联系，表示愿意帮黄某鑫实现减肥的梦想。

医院的减肥团队一边为黄某鑫积极精心地治疗，一边记录相关影像资料，在医院党委宣传部门的协助下与媒体保持不间断的联系，并与一直关注黄某鑫的各界公众进行沟通互动。在团队的用心之下，黄某鑫成为越来越多人持续关注的热点，"成都三医"开始成为热搜的关键词。

半年后，曾经 530 斤重的黄某鑫轻轻松松地走出病房。

黄某鑫的减肥奇迹，使公众被成都市第三人民医院减肥团队的技术折服。多家媒体数月跟踪报道，让成都市第三人民医院的减肥团队广为人知。至此，这个苦熬了多年的团队终于迎来了事业的春天。各地"胖友"纷至沓来，门诊量迅速攀升，手术量暴涨，要做手术不得不预约。这不仅让团队的各项指标开始攀升，还成功地促使普外科成为省级重点专科，团队中的博士增加到 5 人，硕士增加到 11 人，团队拿到省市级减重科研课题 4 项，成为成都平原一支不可小觑的医界力量。

---

## 五、格局需要不懈的认知修炼

成事者，格要精，局要大。"格"是对事物的认知深度，"局"是对事物认知的广度。要想成为有格局的人，就必须不断地进行自我修炼，从三个方面提升自己的认知能力。

### 1. 提升抽象解释能力

人们对事物的评价和描述水平在社会心理学上称为解释水平。解释水平是构建品牌格局的认知基础，它有高低之分。高解释水平是抽象的、有逻辑的、去背景化的、直击本质的认知表达，低解释水平是具体的、碎片化的、背景化的、表面的认知表达。高解释水平者更关注品牌目标及其价值，能从顶层设计入手，对品牌理念、品牌价值、品牌战略从宏观的高度进行布局。低解释水平者往往关注局部的具体化议题、品牌目标的实现手段和难易程度，他们对医院品牌的认识多停留在个体感受层面，往往忙碌得气喘吁吁，却收效甚微。

在实践中，每一家医院因为所处的内外环境不同，品牌建设的侧重点和表达形式各不相同，而每一个人会因为自身阅历学识的深浅，对这些品牌表征的认知各有差异。这种高低不平的品牌认知对内不利于形成共识，阻碍品牌格局的提升；对外不利于策划传播，削弱医院品牌形象的推广效果。提高透过现象看本质的能力就是提高自身的解释水平，只有在不断的理论学习和实践锻炼中，才能把握医院品牌简洁而清晰的本质内涵，让医院品牌战略更加明确，让品牌建设方案更具执行力和前瞻性，让品牌为人们所铭记。

## 2. 提升决策判断能力

在医院品牌建设的道路上充满了不确定性。对不确定性的决策判断能力是品牌运营者需要具备的基本业务素养，体现着品牌运营者的格局。从心理学角度看，决策判断能力的基础是个人主观世界与客观世界之间的心理距离。心理距离是品牌运营者以自我为参照点，对与品牌有关的事物和事件在时间、空间、社会关系、发生概率上的距离。

### （1）时间距离

时间距离是品牌运营者对医院品牌建设进度的认知。规划设定的时间越长，不可控的因素越多，品牌建设就要更多地从提升品牌价值的角度进行谋划；设定的时间越短，可控性越强，品牌建设就要更多地考虑方案的可操作性。

### （2）空间距离

空间距离是品牌运营者对医院品牌建设所涉及的人力、物力、财力等资源的认知。品牌建设需要的资源分布空间范围越大，统筹调度的难度越高，需要熟悉和掌握的信息越多，对品牌运营者的全局把控能力要求越高；资源越集中，分布空间越窄，对品牌运营者的细节管控能力要求越高。

### （3）社会距离

社会距离是品牌运营者对医院品牌建设中相关利益的关系认知。品牌建设的成效与品牌运营者的个人利益结合越紧密，品牌运营者考量的主观因素越多，其责任感和压力越大；反之，品牌运营者考虑的客观因素越多，其责任感越超脱。

### （4）发生概率

发生概率距离是品牌运营者对品牌建设成效的信心认知。品牌目标任务的实现难度越低，品牌运营者对医院品牌建设的信心越大，对医院的归属感和荣誉感越强；如果品牌运营者认为实现目标任务的难度大，其在品牌建设上的积极性和主动性将受挫。

一个人的决策判断能力会随着心理距离的变化而受到考验，在选择心理距离较近的即时获益和心理距离较远的延时获益时，会产生显著的差异。这种决策判断的取向能力反映出一个人的格局大小。通过知识体系的更新和不断的思维训练，品牌运营者完全可以跳出自我的认知陷阱，以"我为人人，人人为我"的决策判断能力，拥有广阔的格局。

## 3. 提升诱惑抵抗能力

格局体现在面对诱惑的取舍之间。

研究证明：大多数人会抵挡不住触手可及的眼前利益，享受即时满足带来的快感，看不到或者低估长期收益的价值；只有少数人愿意耐心等待，持之以恒付出努力，选择长期的收益。

在品牌的短期效益和长期效益面前，在来自上级领导、身边同事、外部竞争对手的压力面前，在难以预见的风险面前，每一个人其实都在心里默默地评估着：我这样辛苦是为了什么？我这样付出会获得什么？这种考量在经济学上称为时间折扣。时间折扣率越高，人们越关注当前的收益；时间折扣率越低，人们越关注长远的收益。

在医院品牌建设过程中，要想降低时间折扣率，抵挡住当下的诱惑，除了加强个人修为，提高延时满足的耐力和自控力之外，我们更要依靠制度的力量来抵挡诱惑，提高格局。医院要根据远景目标规划，从制度上明确品牌建设的方向、重点、步骤、资源配备、实施对策，坚定个人对医院事业发展的决心和信心；要建立健全集体决策机制和考核激励机制，奖励敢于主动作为、敢于担当、主动出击的积极分子，调动人的积极性，才能让全院有"十年树木，百年树人"的品牌耐力，上下一心，打造出令人自豪的品牌。

## 【链接】

- - - - - - - - - - - - - - - - - - - - - - - - - - - - - - - - - - - - - - - - - - - - - - -

### 因为毫无保留，河南省直第三人民医院赢得毫无悬念

郑州市的医疗行业竞争激烈，在全国数得出名字的明星医院有一大把。创建于1979年的河南省直第三人民医院就站在这高手云集的竞技场中。医院要想生存发展，只能苦练内功，打造核心技术，形成品牌影响力。

这一年，医院疼痛科周主任在中华医学会骨科学术会议上第一次

见到了"椎间孔镜下椎间盘摘除术"。和传统手术相比,这种新技术微创、精准、愈后好、适应症广。他立即向医院领导进行汇报,认定脊柱超微创治疗将是脊柱外科的发展趋势。

医院领导给予了积极的支持,将疼痛科和骨科、康复科等科室的部分病区进行整合,成立了椎间盘中心,进行重点扶持。

天时地利人和之下,医院椎间盘中心的业务量增长迅猛,多项技术填补国内空白。提起河南省直第三人民医院,人们首先想到的就是医院的椎间盘中心。

越来越多的患者慕名来求医,越来越多的同行慕名来求教,越来越多的竞争者将医院树为目标,这让医院"压力山大"。经过再三考虑,医院决定把绝活儿教给同行,让更多的同行掌握这门技术,这不仅仅是公立医院扶助基层医疗机构的责任,更是出于医院发展的长期考量,体现的是医院管理者的战略格局和满满的品牌自信。医院派遣椎间盘中心的专家分批次到全省各地进行技术传、帮、带,之后又举办全国脊柱实体操作培训精品班。寒暑数易之间,医院椎间盘中心已然成为全国重要的脊柱微创培训基地。

2017年4月,由河南省直第三人民医院牵头的跨省域的椎间盘病专科联盟正式成立,包括安徽、甘肃、山西、广西等省(区)的40家医院联手,实现了"医院立品牌、科室结对子、医生交朋友、患者得实惠"的品牌初心。几年的用心耕耘,使得河南省直第三人民医院椎间盘中心的学科影响力成几何级放大,医院的行业影响力得到业内外一致公认。

----------------------------------------

# 03

## 人性：
### 引导医院品牌成功的密码

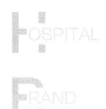

# 一、人性的奥秘是什么

从古至今，关于人性的探寻一直没有停止，不同的文化在不同的历史时期各有解读，对人性进行拷问和验证，让人性在不断的思考中升华为文化的基因，成为人类完善自我、成就自我的精神动力。

总的来说，人性的奥秘其实集中于以下六点。

## 1. 人性是自然存在的

人性是人类无法回避的客观属性。古希腊的普罗泰戈拉认为人是万物的尺度。《诗经》中将人性描述为"天生烝民，有物有则"，"民之质也，日用饮食"，认为人性是天然而成的。春秋时的老子认为人性来自于"道"，"人法地，地法天，天法道，道法自然"。庄子认为人性来自于"天道"，"天地与我并生，而万物与我为一"。西方从文艺复兴开始，重视人的自然生物学属性，强调人的肉体需要及其正当性。达尔文认为人性是物竞天择、优胜劣汰的进化结果。费尔巴哈提出人不过是一个自然物，人对幸福的追求决定人类的所有行为。弗洛伊德认为人是一个生物的个体，是一个整体的、封闭的、自给自足的系统，是浑身充满天生生物冲动和本能的动物。对人的自然本能属性的解读让我们对人性有了更多清醒的认识，有了更多自我磨砺的勇气。

## 2. 人性是崇尚理性的

古希腊哲学家柏拉图认为人的灵魂中存在着理性、欲望和意志三种成分，理性居于主导地位并控制个体欲望。古希腊哲学家亚里士多德认为人的本性就在于理性，人能用理性支配自己的行为，使行为合乎道德。法国哲学家勒内·笛卡尔认为人之所以存在，就在于人有心灵思想，我思故我在。法国启蒙思想家德尼·狄德罗认为人与野兽的区别在于是否有理性。德国哲学家黑格尔用绝对精神的概念诠释理性，界定人的本质。荷兰哲学家巴鲁赫·斯宾诺莎把人的自然本性和理性统一起来，强调人必须遵循理性指导，自己获得自然权利而又不致损及别人。德国哲学家伊曼努尔·康德认为人是现象世界和道德世界的立法者，人性就是理性。人性中的理性让我们有了更多的深度思考，帮助我们跳出思维陷阱，做出科学、明智的选择。

## 3. 人性是自私自利的

生存是亘古不变的第一法则。荀子认为人性天生好利、好逸恶劳："人之性恶，其善者伪也。今人之性，生而有好利焉，顺是，故争夺生而辞让亡焉；生而有疾恶焉，顺是，故残贼生而忠信亡焉；生而有耳目之欲，有好声色焉，顺是，故淫乱生而礼义文理亡焉。"韩非子认为唯有法度才能克制人性之恶。英国哲学家托马斯·霍布斯认为人天生就是自私的，他把人与人的关系描述为"一切人反对一切人的战争"。英国经济学家亚当·斯密认为人天性懒惰，行为动机均源于经济和权力，他宣称，"我们有面包吃和葡萄酒喝，不是面包师和葡萄酒师的恩赐，而是他们在和我们交换的过程中得到了回报"。利己是人在做出决策时的出发点，人是"有理性的、追求自身利益最大化的人"。正视人追求个人利益最大化的本性，重视制度建设和流程管理，才能让我们摆脱虚无主义，进入文明社会。

## 4. 人性是崇善尚美的

做人不易，我们虽然饱经风霜，但永远保存着人性里道德的光辉，保存着对善和美的向往。孟子将人性分为"恻隐、羞恶、恭敬、是非"四类，他认为，"恻隐之心，仁之端也；羞恶之心，义之端也；辞让之心，礼之端也；是非之心，智之端也"。这一观点为国人所推崇，"仁、义、礼、智、信"成为中国传统文化中重要的组成部分，在当今更升华为"富强、民主、文明、和谐，自由、平等、公正、法治，爱国、敬业、诚信、友善"的核心价值观，成为国家层面的价值目标、社会层面的价值取向、个人层面的价值准则。英国社会学家赫伯特·斯宾塞认为人性中始终存在利他、互助等美好的一面。美国哈佛大学教授梅奥在霍桑实验中也发现，人不仅受经济利益的驱使，也受到社会群体规范的制约。人会出于情感或群体的需要而拒绝做出单纯对自己有利的行为。崇善尚美的人性让我们在低谷的时候不至于绝望，在百折不挠的追求中实现自我的价值。

## 5. 人性是易导善变的

人性的弱点和灰暗面不是我们逃避和懈怠的借口。周朝的世硕认为人的本性有善有恶，关键在于后天的引导和培养："举人之善性，养而致之则善长；恶性，养而致之则恶长。"汉朝的扬雄认为人性是善恶混合，通过后天的修为，会有善恶转化的可能。唐朝的韩愈认为人性分为性与情两部分："性也者，与生俱生也；情也者，接于物而生也"。他将人性分为上品、中品、下品三类，上品可教导，下品可约束。南宋哲学家陆九渊认为人性有善有恶，道德修炼可以恢复人的道德本心。明朝思想家王阳明则把心与物、知与行统一起来，认为"无善无恶心之体，有善有恶意之动，知善知恶是良知，为善去恶是格物"，提倡用后天的自我修炼来完善自我。苏格兰哲学家大卫·休谟用知性、情感和道德学来界定人性，认为心灵所有的知觉都是双重的，是可以转化的。美国科学家埃德加·沙因在"复杂人"理论中提出，人的需要和潜在愿望是多种多样的，而且这些需要的模式随着年龄的增长和人在社会中所扮演的角色、所处的境遇以及人际关系的变化而不断变化。《爱的艺术》的作者艾里希·弗洛姆认为，人性的异化自古就有，无处不在，要拥有健全的人格，就必须进行全面的改革。这些先贤对人性本源的思考鼓励着人们不断进行自我完善，扬善去恶，成就大我。

## 6. 人性是社会关系的总和

人是社会的动物，亚里士多德认为人类在本性上是政治动物。孟德斯鸠认为人类不同于万物和禽兽的特性就在于人会过社会生活，会按照人性的法则生活。马克思把人的本质放在社会生产、实践中去理解，认为人类的特性是自由的、自觉的，人不同于动物的地方就在于人不仅能按照客体的尺度认识客观世界，还能按主体的尺度建造理想世界。人性的本质"在其现实性上，它是一切社会关系的总和"，即经济关系、生产关系、政治、法律、道德、宗教、科学艺术等一切关系的总和。

人是自然本性、精神本性、社会本性和劳动本性的统一体，与生俱来的生物基因，让人性的最深处蕴藏着无法磨灭的动物属性，正所谓"食色，性也"，这是我们必须正视的第一性。在这层天性的基础上，是我们通过言传身教和社会实践所累积的后天习性，这是人之所以为人的理由和自我价值的体现。医院品牌建设的着力点就是在理解人性、尊重人性的基础上，通过精心的组织策划，与公众产生人性上的琴瑟和鸣。只有极力彰显出人性的光芒，才能让品牌走入万众人心，创造持久的品牌价值。


## 二、人性对医院品牌管理的启示

基于对人性的认知，品牌管理在注重流程化的同时，更强调价值引导，通过润物细无声的滋润，调动管理对象和服务对象参与品牌建设的积极性及主动性，从而实现品牌价值的最大化。

总的来说，人性对医院品牌管理的启示可归纳为四点。

### 1. 重视人对生命安全的追求，给予全力满足

要发展卫生健康事业，建立医患对医院品牌的信赖，首先就要确保医患双方的生命安全，只有在和谐的、安全的、可信赖的医疗环境之中，才能建立起医患双方对医院品牌的信任，确保医院服务体系和管理体系的稳定，让医者舒心，让患者放心。

## 2. 重视人对物质利益的追求，给予充分尊重

对个人物质利益诉求的尊重体现了医院的实力和品牌的格局，影响到人心士气，直接决定了品牌建设的目标能否顺利实现。医院必须正视和高度重视员工的物质利益，设定科学的绩效考核体系，积极分享医院发展带来的成果，给予员工有职业安全感的物质保障；要重视品牌合作伙伴的物质利益要求，提供必要的便利条件，及时给予合作方符合期望的物质酬劳，实现合作的双赢；要重视患者的物质利益主张，通过各种惠民措施，在服务质量、服务价格上让患者有看得见、摸得着的物质获得感。

## 3. 重视人对群体感情的追求，给予积极回应

医院品牌建设不能只是一味地实施物质刺激，不仅仅是对各种资源的指挥调度和控制，还要满足参与者的社交需求，让医院管理者、医护人员、支持配合者、患者都能在参与品牌建设的过程中体会到人与人之间的真诚友善，体会到相互支持、相互信任带来的群体快感。医院管理者还要重视各种非正式组织的作用，发挥非正式组织在情感交流、集体激励、人际沟通方面的填补作用和润滑作用，增强医院品牌的认同感和归属感。

## 4. 重视人对自我价值的追求，给予协同协助

凝聚品牌共识，不能依靠强制性的制度约束，只有唤醒参与者的自我意识，将他们合理的个人价值与医院品牌价值融合，将他们合理的个性诉求与医院品牌诉求并轨，才能提高他们的品牌自觉，推进品

牌项目的进程。医院品牌管理需要摆脱制度化的桎梏，尊重人的自我管理、自我控制和自我评估，创造合适的实现条件和平台，助力个人梦想的实现，促进人的成长，才能提高人的成就感和幸福感，从而激发人的创造性。

## 【链接】

### 武汉亚洲心脏病医院的"多此一举"获得了患者的认可

武汉亚洲心脏病医院是国内一所明星级的心脏病专科医院，国家胸痛中心认证机构和国家心血管病介入诊疗培训基地，有一流的软硬件实力。在各种医疗资源十分丰富的武汉，医院要想成功，并不难。可和临街而望的百年名院同济医院、协和医院相比，医院要想出众，该怎么做呢？

他们的秘诀十分简单：品牌推广的着力点不仅是宣扬技术的高超和服务的高性价比，更要让患者感受到品牌的人性温暖，把医院当作值得信赖的朋友。这个说来容易，做起来相当麻烦。除了大量不求回报的人力和资金投入，还需要持久的耐心和耐力。医院品牌团队使用大量管理工具进行反复演练后发现：只有从点点滴滴中体现人性的关爱，才会获得患者发自内心的认可。

武汉作为"火炉之城"，名不虚传。每年夏天，高温酷暑下的奔波，对到医院就诊的患者来说是一种巨大的折磨。各地来院的住院患者家属更面临一个现实的难题：火炉之中，何处安身？晚上除了抢住在就近的宾馆酒店，真没合适的地方休息。有的患者家属为了省钱或方便照顾亲人，往往在医院过道、走廊、楼梯间、电梯口，甚至医院门外席地而卧。

一天，医院的一位工作人员下夜班时无意发现：医院旁边的银行门口有不少患者家属在打地铺睡觉。她一打听，原来是这家银行晚上没有关闭空调，冷气顺着门缝流出来，能让燥热夏夜里的人略有一丝清凉。医院的管理层知道这件事情后，决定开放医院门诊大厅，把空调打开，把消毒卫生做好，让辛苦焦虑的患者家属们能安全、舒服、省钱地睡一个安稳觉。

这个"多此一举"，武汉亚洲心脏病医院一做就是十年。三千多个夜晚，无论严寒酷暑，医院每晚开放大厅，清扫消毒，开放空调，保安值守，专人管理，最高峰的时候曾经有两百多位患者家属在此"打地铺"。

类似这样的"多此一举"，让武汉亚洲心脏病医院每年增加了近20万元的专项开支，但医院管理者们认为很值得。这些"多此一举"，让患者及其家属感受到医院浓浓的善意和暖意，医院在医院评审第三方调查中满意度达到94.73%。人们的口口相传，让医院的品牌在越来越多的人心中高高竖起。各地患者纷涌而入，心脏外科手术量连续14年位居全国前三位、湖北省首位；心内科和心脏介入手术连续10年位居全国前十位；冠脉CT、心脏超声年检查量均居华中地区首位。只有将品牌赋予人性，才能以心换心，获得患者的认可和真爱。

------

# 三、用人格测评工具摸清人性

我们对人性的感知更多来源于人们在社会活动中展现出来的兴

趣、性格、气质、态度、能力或习惯等特征表象，这种人性特征被称为"人格"。人格是人性的镜子，是人性的具体化和个性化。洞悉人性要从了解人格入手。

如何才能看清人格？众多心理学家、社会学家、管理学家、数学家围绕人格的测评进行了长期的探索，所研究运用的测验方法已逾百种。目前，得到公认的方法主要是问卷法、投射法、作业法。

## 1. 问卷法

问卷测验是一种统计分析方法，主要以填写客观测验题的方式，让被测验者根据自身情况作答。问卷设计者根据作答情况进行统计分析后得出结论。目前使用最广泛的是卡特尔 16 种人格因素问卷、艾森克人格问卷、迈尔斯 – 布里格斯类型表、大五人格量表。

### （1）卡特尔 16 种人格因素问卷

卡特尔将人格划分为乐群型、聪慧型等 16 种人格因素，并设计了 5 种不同的难度问卷表，每份问卷依据测验者的文化程度设置了 106 ~ 187 个单项选择题，每一道题都有 3 个选项，其中，有两个选项的观点相反，另有一个中性的选项。每一个选项都有相应的分值，被测验者可任选其一。测验者通过被测验者的总体得分和轮廓图，可以了解被测验者在 16 种人格个性因素中的倾向特征。

### （2）艾森克人格问卷

艾森克根据影响人格的内—外向性、神经质和精神质 3 个因素设计了内—外向性量表、神经质量表、精神质量表和效度量表 4 种人格问卷表，每份问卷设置了 88 ~ 107 个单项选择题，分为成人和儿童两种类型。问卷者根据被测验者的得分换算出标准分，根据分值所处的区间段判定测验者的人格特征。

### （3）迈尔斯－布里格斯类型表

迈尔斯和她的母亲布里格斯以荣格的人格理论为基础，将人格倾向从人的注意力方向、认知方式、判断方式、生活方式4个维度细化为外向和内向、感觉和直觉、思考和情感、判断和知觉8个类型，采取量表与自评相结合的方式进行量s化评估，将每个人的得分标记在坐标区间上，根据得分与各坐标端点的趋近程度，得出16种人格偏好类型。

### （4）大五人格量表

科斯塔和麦克雷依据大五人格理论编制了大五人格量表，用于测量大五人格模型的5个维度。大五人格量表从提出至今经过了各国学者多轮修订，目前使用广泛的是NEO-PI-R版。这套问卷表涵盖了外倾性—内倾性、宜人性—敌对性、责任感—散漫性、神经质—情绪稳定性、经验开放性—封闭性5个维度，每个维度又分别细化为6个层面，包括乐群、自信、活跃、寻求兴奋、正向情绪、热情等。NEO-PI-R问卷有60～240个不等的单选题，每一题有5个选项，对应不同的分值。

## 2. 投射法

投射法与问卷法不同，它无须进行烦琐的答题，测验者给被测验者提供多种带有暗示意义的图像或文字，让被测验者在短时间内对这些图片或文字进行描述。被测验者在描述过程中将自己的真实欲望、动机、观念、个性等投射在即时反应之中，测验者借此分析被测验者潜意识中的人格特征。该方法目前使用最多的是罗夏墨迹测验、主题统觉测验、房树人测验。

**（1）罗夏墨迹测验**

罗夏墨迹测验是由瑞士精神科医生罗夏创立的一套人格投射测验方法，又称为墨渍图测验。测验者将 10 张墨水印迹的图片依次给被测验者观看，并让被测验者描述看到的墨迹图形像什么，由此联想到了什么。整个测验过程分为提示、自由联想、质疑 3 个阶段，被测验者会在不知不觉中，从对一滴墨水的痕迹流露出个人的感情、动机、意志、态度，测验者根据这些反应的正确度、明细度、组织化程度对被测验者按优秀水准、良好水准、不良水准、病态水准 4 个等级来判断其人格特征。

**（2）主题统觉测验**

与罗夏墨迹测验相比，心理学家默里创立的主题统觉测验用到的图片数量更多——30 张绘有人物或景观的黑白图片和 1 张空白卡片，这些图片上显示的人物和景观的意境隐晦，可从多个角度进行解读。测验者从中抽出 19 张图片和 1 张空白卡片展示给被测验者，要求被测验者根据看到的图片进行自由联想，编成时长 15 分钟的故事进行讲述。被测验者将会根据自己潜意识中的欲望、情绪、动机或冲突来编故事，测验者借此从故事的主角身份、主角的行为倾向、环境力量、结局、主题、趣味和情操等角度分析被测验者的人格特征。

**（3）房树人测验**

约翰·巴克提出的房树人测验是让被测验者用铅笔、橡皮在三张白纸上绘制房屋、树木、人的图画。其中，房屋代表着被测验者的家庭及亲人，树反映了无意识，人反映测验者本人及人际关系处理能力。测验者根据被测验者对房、树、人之间的组合、比例、结构、在画面上的位置、描绘线条的质量及描绘态度等分析被测验者的人格特征。

## 3. 作业法

作业法由现代精神病学创始人埃米尔·克雷佩林研发。这种人格测量方法采取让被测验者亲身实践的方式。目前最有代表性的是内田—克雷佩林心理测验。

内田—克雷佩林心理测验也被称为连续加法作业。测验的试卷由许多随机的数字组成，这些数字共34行，每行115个，分前、后两个部分。被测验者根据测验者的指令从第一行开始进行连续加法运算，若两两相邻的数字相加之和超过10，则将所得答案的个位数写在两个数字的中间；若相加之和没有超过10，则将所得答案直接写在两个数字的中间。被测验者每分钟做一行，连续做15分钟后，休息5分钟，然后从第二部分的第一行开始再连续做15分钟。被测验者在接受这项心理测验时因为精神紧张、兴奋、习惯、疲劳及练习因素的影响，每分钟的作业量会有所差异。测验者将被测验者各行完成的加法运算终点用直线依次连接起来，形成作业曲线。在此基础上，再检查答案的正误及漏字，并计算平均作业量，划分出作业量等级。结合这两个指标，就能对个体的基本能力、人格综合特征做出评测。

\* \* \*

以上介绍了多种人格测评的工具，任何工具都只有在一定的环境中才能发挥出最佳的效用，人格测评工具和方法没有高下之分，在不同的环境和时代背景下，适合的就是最好的。

## 【链接】

------------------------------------------------

### 口碑一年逆转，海阳市人民医院就靠这一招

位于胶东半岛海阳市市中心的海阳市人民医院创建于1944年，是海阳市医疗卫生界的翘楚，获全国诚信医疗卫生单位称号。曾几何时，医院经历了一场品牌危机，群众满意度测评在全市垫底。这让医院管理者开始反思：平时医院的医疗业务数据并不差啊，为什么在第三方群众满意度调查中如此狼狈呢？有人开了一个玩笑：大家是不是存在什么误会？

这句话提醒了医院管理者：我们真的了解我们的患者吗？我们真的提供了他们想要的服务吗？反思研判之后，医院决定：主动走出去，去倾听患者的声音，了解其想法，提供其需要的医疗服务，让其感受到医院的真诚，对医疗服务放心。

他们决定从做好个性化随访开始。制度很简单，要求就20个字：因人而异、态度真诚、及时认真、反馈信息、做好登记。

这20个字说起来容易，做起来难，坚持下去不走过场更是一种考验。电话随访由行风办负责，他们对医院内网生成的患者出入院资料进行研读分析，根据不同患者的职业、社会身份和关系等信息，进行个性化的电话交流，分析患者的人格特征，了解患者真实的医疗诉求，征询其对医院服务的真实感受和意见建议，督办各科室部门进行改进。出院随访由护理部负责，各病区护士长将出院患者信息整理汇

总，针对不同类型的患者在院期间的治疗情况、个性喜好，制定个性化的上门随访方案。各科室护士长和科室主任定期登门拜访出院患者，通过现场沟通，增进医患感情。

医院的工作人员没有把随访制度当作一项领导拍脑袋的任务去应付，全院上上下下清楚地知道这项工作对医院品牌声誉的意义。院长亲自带队，多部门联合出动，让随访制度得到了认真的执行。

一年下来，海阳市人民医院各项指标显著提升，年门急诊量同比增长12.32%，出院量同比增长9.71%，开展手术例次同比增长9.56%，第三方调查的群众满意度发生了翻天覆地的变化。真诚的付出带来良好的口碑，患者用他们的选择验证了一个道理：予人之利，己必受益；以心换心，必有相随。

--------------------------------------------------------

# 四、人格化是医院品牌获得认同的捷径

对品牌进行人格化赋值，让品牌具有人性情感的特征，有针对性地迎合不同类型的群体，是医院品牌获得公众认可和青睐的捷径和法宝。

采用大家普遍认可的迈尔斯—布里格斯类型表对人格偏好类型的分类，我们可以在品牌建设的过程中，根据这16种人格特征，因人而异，投其所欲，应其所好。

## 1. 内倾感觉思维判断型（ISTJ）

ISTJ类型的群体务实而内敛，看重传统和逻辑性，不太容易接受新鲜事物。针对此类群体，我们要保持"文火煲汤"一般的耐心，避免炒作。品牌传播的要素应与自身具备的服务能力相匹配，避免因禁不起验证而失去信任。在品牌推广的过程中，我们无须刻意强调自己的品牌主张，要善于挖掘和展示具有细节特征的典型人物、具体医疗事件，用细腻的、真实的细节内容树立品牌形象、打动人心。

## 2. 内倾感觉情感判断型（ISFJ）

ISFJ 类型的群体重情守义，看重工作和家庭环境的和谐有序；行事尽职尽责，关注他人的感受，对认可的品牌会坚信不弃。针对此类群体，我们要重视品牌的亲情化管理，发动其"朋友圈"和"身边人"的力量，降低品牌传播的时间成本，尽快助其建立品牌好感。医院要重视对员工的职业道德和服务礼仪培训与引导，通过规范的、有"人情味"的医疗服务展现医院济世惠民的情怀，增强品牌的亲切感，保持品牌的吸引力。

## 3. 内倾直觉情感判断型（INFJ）

INFJ 类型的群体热情而果断，行事目标明确，责任心强，注重公众利益和长期利益；坚持自己的价值观，有很强的洞察力，对品牌较为挑剔。针对此类群体，我们要放下架子，放开面子，以平和积极的姿态与其建立关系。我们要尊重他们的关注点，加强医疗服务质量的缺陷管理和风险管理，善于利用 6S 等管理工具，不断提高医疗服务满意度。在品牌推广过程中，我们要善于将自身的战略利益与服务对象的健康利益进行融合，让他们在实实在在的医疗体验中接受医院的品牌理念。

### 4. 内倾直觉思维判断型（INTJ）

INTJ 类型的群体崇尚个性，思维敏捷，富有创意，喜欢以自己的方式行事；多疑且偏好完美主义，对于自己和品牌的要求比较高。针对此类群体，我们要从品牌的"第一印象"入手，做好 CIS 设计，提升医院在其心目中的品牌认知；加强医疗服务环境的整理，用整洁、舒适、有特色的医疗服务环境让其获得良好、直观的品牌体验；细分该群体中个体的不同需求，在确保合法合规的前提下，用心设计并提供有差异化的服务，以此获得其认同。

### 5. 内倾感觉思维知觉型（ISTP）

ISTP 类型的群体冷静而灵活，逻辑思维能力强，善于从大量的信息中把握核心；有选择恐惧症，非常在意效率。针对此类群体，我们要化繁为简，提炼医院的竞争优势，将其作为医院的特色竞争力重点推广，在该类群体心中打造有说服力的、不可替代的品牌印记，降低他们的选择成本。同时，我们要积极采用适宜的信息技术对医疗服务环节进行调整优化，提升医疗服务的快捷性和便利性，减少他们在就医选择中的焦虑感和恐惧感，以此提升医院品牌的吸引力。

### 6. 内倾感觉情感知觉型（ISFP）

ISFP 类型的群体敏感而和善，不喜欢争论和冲突，对自己觉得重要的品牌非常忠诚，不会将自己的观念和价值观强加到别人身上；安于现状，坚守自己的价值观，注重品牌的品位和档次，喜欢有自己的空间，重视个人隐私。针对此类群体，我们在品牌策划推广的过程中要把握良好的时机和事件，善于借力，选择与自身品牌定位相匹配的平台和形式进行信息发布，借助有影响力的媒体和平台提升品牌形象，避免因渠道和平台的因素导致品牌形象受损。在医疗服务的过程中，我们需在设施设备、流程手续、信息传输等多个方面采取有效的安全措施，保护医者和患者的隐私。在力所能及的情况下，可以增设VIP通道、VIP病区等服务，增强患者的安全感。

## 7. 内倾直觉情感知觉型（INFP）

INFP类型的群体具有理想主义情怀，希望外部和自己的价值观是统一的；好奇心重，观察力敏锐，崇尚艺术，喜好自由，反感被命令或强制。针对此类群体，我们应避免采用简单的、填鸭式的形式和手段，要对传播的内容进行精心打磨和专业化的包装，保持品牌形象在美学上的舒适性；避免因对医疗技术和病例不恰当的展示引发他们的抵触。在品牌传播中要跳出医学思维的局限，将艺术的灵性和医学相结合，用艺术增强品牌的亲和力，用艺术的感染来增强品牌的说服力，丰富品牌形象。

## 8. 内倾直觉思维知觉型（INTP）

INTP类型的群体安静而内向，喜欢理论性和抽象性的事物，不热衷于社交活动；擅长逻辑分析，不易冲动和感情用事，对自己感兴趣的品牌会持续关注。针对此类群体，与其绞尽脑汁地拉拢，不如用科学的知识和有逻辑的事实证明医院的品牌实力。医学科普是与这类群体建立品牌信任的最佳方式，我们可以根据季节特点、医院的学科特色、公众关注的热点制定周期性的科普方案，采取视频、图文、交互等丰富多彩的形式，通过各种平台普及疾病预防和健康保健知识，展示医院技术水平和学科服务能力，在直观的、轻松的、有料的健康知识传播过程中，消除他们的疑惑和对医院的陌生感，积累品牌信任和公信力。

## 9. 外倾感觉思维知觉型（ESTP）

ESTP类型的群体乐观向上，不喜欢理论和抽象的事务，注重实际结果和物质利益；爱好时尚，对品牌的评价多来自亲身感受和长期体验。针对此类群体，医院品牌建设要善于追热点，用心创造符合其文化诉求的展现形式和内容；要善于赶时髦，选择他们喜欢的媒体和平台，通过流行元素与品牌要素的有机结合，不断创造出有新鲜感的品牌话题。品牌推广过程中要多用鲜活的案例和真实的数据来展现医院的医疗服务能力；要定期举办形式丰富的院务公开和医务公开活动，增加公众参与医院管理和医疗活动的透明度；要用现身说法增强品牌的说服力，与患者共同培育品牌。

## 10. 外倾感觉情感知觉型（ESFP）

ESFP类型的群体爱好集体活动，擅长交际，注重现实利益，适应能力强，对于新品牌的接受、包容程度高。针对此类群体，我们要重视医院品牌的社交属性，采取多种形式加强医院与社区居民、与患者、与媒体、与网民的多层次交流，从多个层面加深与公众的沟通，树立医院亲切、可信的品牌形象。在品牌维护的过程中，医院要拿出诚意，注重创意和灵活性，通过健康卡、纪念品、积分兑换、活动奖励等方式与患者进行积极的互动，让其不断体会到医院品牌带来的获得感，增强对品牌的感情。

## 11. 外倾直觉情感知觉型（ENFP）

ENFP 类型的群体热情而感性，富有想象力和创造力，习惯于凭着个人的情感好恶来判断品牌，喜欢被关注与认可。针对此类群体，我们要善于挖掘和讲述医院的品牌故事，赋予品牌情感色彩，通过具体的事例和人物展现出品牌的人性光辉，与他们达成情感共鸣，建立品牌好感；要充分利用信息技术工具，善于收集和分析他们提出的意见和建议，有针对性地对医院服务进行改进，并积极反馈改进措施和进度，让他们获得被尊重感。在品牌关系维护上，医院可以探索建立患者评价体系，对支持和信赖医院的患者定期给予鼓励，满足他们的被认可感，强化品牌的"护城河"。

## 12. 外倾直觉思维知觉型（ENTP）

ENTP 类型的群体性格率真，分析能力强，喜好新鲜事物，不易偏好某一品牌。针对此类群体，我们要将品牌的可信度和渗透度作为着力的重点，引导服务对象认可医院的品牌价值。在品牌策划上，我们要坚守科学依据和事实底线，不欺瞒和夸大医疗服务信息，确保品牌信誉。在品牌传播上，我们要善于利用各种新的传播技术、渠道和平台，创新性地进行形象发布，保持品牌的新鲜感。医院要用好医学知识讲座、自有平台、专题栏目和健康俱乐部等品牌教育渠道，对公众进行长期的品牌说服和引导，保持品牌推广的持续性和力度。

## 13. 外倾感觉思维判断型（ESTJ）

ESTJ 类型的群体性格强势，行为果断，思想保守，注重现实，善于组织统筹，不易接受抽象的理论和未经证实的观念。针对此类群体，我们可以用监督员和顾问等名义邀请他们参与医院品牌管理的全流程中，在品牌战略和计划的制定上征求他们的意见，在品牌推广实施中听取他们的建议，在效果评价上尊重他们的评判考核，让他们逐渐从认识上接受医院品牌。此类群体通常更加信赖官方媒体和传统媒体，因此，我们在品牌信息发布时要借助这些媒体的公信力和影响力，为医院品牌背书加分。

## 14. 外倾感觉情感判断（ESFJ）

ESFJ 类型的群体热心快肠，合作性强，热衷于公益活动，品牌忠诚度高。针对此类群体，我们要突出医院品牌的公益性，在健康促进、困难弱势群体帮扶、公共突发事件救治、便民惠民服务、医疗联合体与医疗共同体建设、内部绩效管理和医疗成本控制、医学科研等方面积极作为，用医者的担当和仁心赢取其好感和信任。医院管理者要鼓励并培育自身的公益团队、积极与社会爱心人士和公益组织合作，在合作中找到医院与公众利益的契合点，树立受人尊敬和喜爱的品牌形象。

## 15. 外倾直觉情感判断（ENFJ）

ENFJ 类型的群体善良而有同情心，崇尚利他主义，带有理想主义情怀，注重他人感受，能够包容各种观点。针对此类群体，我们可以用文化为切入口，用医院文化的力量感染人和说服人；通过对医院文化的提炼梳理，从价值理念、环境培育、制度体系、行为指导等多个方面体现医院文化的人文性，增强医院品牌的感染力；以全员参与、医患共鸣的方式，打造有特征的集体文化，在理念上满足公众的期待，在服务上打动公众的内心，在感情上争取公众的认同，不断展现医院品牌的善意与美好，形成独特的品牌魅力。

## 16. 外倾直觉思维判断（ENTJ）

ENTJ 类型的群体意志坚强果断，喜好逻辑推理，注重全局和长远利益。针对此类群体，我们要从受其关注的医疗服务实力入手，以学术科研水平和优质服务水平为突破，展示医院的可持续发展能力和核心竞争力。我们可以通过打造重点学科、强化特色技术、发掘先进典型等途径，将广义的医院品牌形象化为公众可以接触、感知到的群体和个人，借助流行的信息化传播工具和平台，打造属于医院的"网红""大咖""爆款"，形成品牌的光环效应，增强医院品牌的说服力。

## 【链接】

- - - - - - - - - - - - - - - - - - - - - - - - - - - - - - - - - - - - - - - - - - - -

### 甘肃省妇幼保健院如何成长为耀眼的明星

甘肃省妇幼保健院创建于 1942 年，位于兰州市繁华的七里河区中心地段，是卫生部（现国家卫生健康委员会）首批"爱婴医院"、全省唯一一家三级甲等妇幼保健院。然而，这家有百年历史的医院曾差点被人遗忘：曾几何时，你在兰州对出租车司机说"师傅，我要去甘肃省妇幼保健院",司机大多茫然地摇头,非得说"师傅,我要去省中医院、省博物馆或七里河体育场附近的甘肃省妇幼保健院",他们才能听明白。

尴尬的不仅仅是品牌知名度的缺失,还有士气人心的低迷。医院的院长回忆他刚到医院的时候,医院举步维艰、负债累累,连工资都发不出来。当时,全院有2/3的专家跳槽。

一天,这位院长看到了彼得·德鲁克的一句话:"最好的管理,就是去激发被管理者的高尚动机和工作热情。"这句话点亮了他的思路:从医院人文环境入手,激活全员的活力,增强品牌的吸引力。

为了让人心聚起来,他们把院务公开做到极致。医院的每一笔财务支出都定期公示,员工可以"任性"地指指点点。人员提拔晋升全部实行现场投票和当场计票公示,群众认可谁,医院就培养谁、选拔谁、任用谁。渐渐地,员工开始有了主人翁的感觉。

为了让人心暖起来,员工过生日,他都去送生日蛋糕;员工生病手术,他都会守在手术台旁;员工家人去世,他都会带着科室负责人去送行;员工家里马桶漏了,他带着人去修……渐渐地,员工开始把医院当自己的家。

为了让人心诚起来,他们把员工们分批带到大山里,让他们拿着地图和三元钱(当地老百姓一天生活费不到三元钱)和老百姓生活一天,调查老百姓平时生病了怎么治,日子怎么过。活动结束后,有员工感慨地说:"我今天才知道我开出去那一张处方单是这里老百姓一年的口粮钱……"从这一天开始,医院的药占比从34%下降到了20%。渐渐地,员工开始明白医者的责任。

为了让人心亮起来,他们把绘画、摄影、雕塑、音乐等艺术作品融到医院环境中，把冰冷的医院变成一个充满人文艺术关爱的殿堂，让行走其间的医患不再压抑、焦虑、彷徨。渐渐地，员工眼里和心里都有了生命的亮光。

这份无处不在、触手可及的人文气息让医院员工恢复了对医院的信心，让公众恢复了对医院的信任，让甘肃省妇幼保健院发生了质变。医院多次入围"年度中国医疗机构最佳雇主榜"，被评为"公立医院文化情感十强"最佳雇主，荣获"人文爱心医院"荣誉称号，成为业内同行刮目相看的中国医院人文标杆。

管理，本身就不是冰冷的高科技，哪有什么技巧，用人性驱动文化，用人文催化内心，这就是品牌最神奇的地方。

## 五、品牌维护在于满足人性

### 1. 满足不同人性需求是进行品牌推广的基础

不同的患者有不同的人性需求，有针对性地满足这些需求，医院品牌的推广工作才能顺利进行。

#### （1）理智驱动型

此类患者看重医院的服务质量和品牌影响力，往往会主动了解医院的相关信息，通过自己的分析自主选择就医。医院可以多从医学知识科普、技术服务展示角度入手，帮助这类人增加对医学的理解和对医院的了解，通过构建知识体系来获得其对品牌的信任。

**（2）情绪驱动型**

此类患者就医行为带有浓厚的感情色彩和个人喜好倾向，行为举止容易被情绪左右。医院需要通过个性化的形象宣传、有吸引力的活动策划、打动人心的医患故事来传达医疗的真诚和善意，加强情绪引导，助其建立品牌好感。

**（3）经验驱动型**

此类患者通常依据个人以往就医体验或社交舆论形成个人主观判断，就医行为不易受宣传或他人影响。医院需要对其进行耐心的多维度交流，打造个人或团队的魅力形象，拉近其与品牌之间的距离；瞄准服务短板，切实改善服务质量，提高就医体验的舒适度，增加品牌亲和力。

**（4）经济驱动型**

此类患者对医疗服务、药品及检查等各项收费价格敏感，习惯依据个人医疗费用支出的多少来选择就医，容易被价格优惠信息吸引。医院要通过提高管理效能来控制医疗成本，通过明确收费标准、公开医疗服务流程获得其消费认可，并可适时采用项目优惠、增值服务、市场促销等方式吸引其关注。

**（5）亲友驱动型**

此类患者的行为及思考容易受到关系亲密人士的影响，就医行为顺从于家人、亲友的意见。医院需要组织开展多种类型的社群活动，打造良好的社交关系，增强品牌的影响力和辐射面。

## 2. 重视患者的投诉是维护品牌声誉的关键

人们对品牌的接受和理解需要逐渐地认知和反复地验证，对品牌的质疑是正常的人性思维。采取情景化的方式让公众对医院品牌亲身体验，让品牌理念情景化，是实现品牌植入的捷径。加强医院与公众的联谊沟通，消除公众对医院品牌的陌生感与不安感，可以增强品牌的亲和力，提升公众对品牌的愉悦感。可是即便如此，在不同的人性需求驱动下，公众依然会对医院品牌提出各种意见。这些令人不快的抱怨和怒气冲冲的投诉背后是公众对医院品牌的殷殷期盼：公众对医疗服务细节的锱铢必较，对就诊时间和环境的抱怨，对停车、购物、水电供应和饭菜质量的苛责，是对医院提升服务质量的个性主张，这些都需要医院管理者认真聆听，正视不足，在患者的监督和参与之下，不断改善就医环境，优化服务流程，改善就医体验。用细节体现诚意，用诚意提升满意度，让患者感受到参与医院品牌建设的愉悦感和成就感，从而坚定他们对医院品牌的信心，主动成为医院品牌的拥趸。

## 3. 满足员工的合理欲望是医院品牌长存的保障

医院品牌不仅需要社会公众的认可，还需要获得医院员工的认同。医院对员工个人合理需求的满足是品牌凝聚力的来源。医院品牌不是管理者独享的蛋糕，应该是全体奋斗者的饕餮盛宴。医院员工对职业安全和薪资福利的诉求，其实是对物质生活的合理期求；医院员工对工作氛围的挑剔、对职称职务晋升和评比活动的在意、对科研论文和学术活动的热衷，实际上是对身份认同和自我实现的渴望。医院管理者要正视物质激励的作用，注重薪酬分配的激励作用，主动改善医院员工的福利，完善人才培养、考核评价奖励机制，加强内部文化建设，建立起与员工个体的利益关联，才能让医院品牌建设获得全体员工的重视和主动参与。

＊　　＊　　＊

医院品牌承载着公众和医者的期望与寄托。品牌之道就是人性之道，尊重人性、顺应人性、引导人性，就是品牌成功的奥妙。

## 【链接】

### 常州市第三人民医院如何感动中国

常州市第三人民医院是江苏南部一所专科特色明显的三级医院。在激烈的品牌竞争中，医院管理者决定：与其气喘吁吁地模仿追赶，不如用心感受，从人性关怀的角度走出一条温暖的品牌新路。

这一天深夜，医院感染科的徐主任发了一条朋友圈，讲述一位刚刚被抢救成功的危重病人的经历，说道"我想救她，帮他圆梦"，被医院负责人无意间看到。负责人很敏锐地察觉到了这背后应该有能打动人心的故事，她告诉小伙伴们：你们去看看是怎样的人间真情打动了这位见惯悲欢离合的副主任医师？

一段让人感叹不已的真情故事由此揭开：

无锡小伙小健结识了同在常州打拼的贵州姑娘欢欢，两人很快成为情侣。在一起的日子虽然过得清苦，但两人幸福而甜蜜。三个月前的一天，欢欢因结核性腹膜炎住进了医院，因为经济拮据，欢欢只能回贵州老家，吃中草药疗养。两个月后，欢欢的病情恶化，当地医院下达了病危通知书。绝望中的欢欢流着眼泪给小健发去一则道别短信：来生再见，我的爱人。

小健在收到短信后如同五雷轰顶。他想起了欢欢曾经请常州市第三人民医院感染科徐主任会诊过，徐主任的耐心细致给他留下了非常深刻的印象。于是，他给徐主任打去电话，央求徐主任帮他，把爱人从死神手里夺回来。

徐主任被小健的执着真情深深打动，答应了下来。小健立即买了机票，奔往千里之外的贵州，把欢欢带到常州市第三人民医院。经过一系列治疗，医护人员终于把欢欢从死亡线上拉了回来。

医院品牌运营部门没有刻意推广医院的品牌形象，他们只是如实记录下共赴患难的两名年轻人平凡而感人的感情，让公众被这个不寻常的爱情故事感动的同时，感受到了常州市第三人民医院的品牌温度。人们在被小健和欢欢感动之余，也发自内心地记住和认可了常州市第三人民医院的仁爱与担当。

# 04

## 创新：

激发医院品牌活力的
源泉

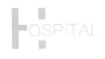

# 一、创新对医院品牌建设的意义

创新是人们为了满足自身对物质或精神文化的需求，利用已有的条件，改进或创造事物和方法、路径和环境，从而获得价值收益的行为，它是世界保持活力的源泉。

成功的品牌，无不在为他人、为社会创造价值的过程中不断创新，追寻属于自己的坐标和意义。

## 1. 创新是品牌长期保鲜的灵药

美国经济学家雷蒙德·弗农提出产品生命周期学说，他认为：任何产品都会经历创始、成长、成熟、衰退的周期阶段，间隔时间长短和其间的差距体现着企业在市场竞争中的能力。在此基础上，德国的曼弗雷德·布鲁恩提出了品牌生命周期理论，他认为：伴随着承载体（产品或服务）的周期性，品牌也会经历创立阶段、稳固阶段、差异化阶段、模仿阶段、分化阶段和两极分化阶段。

在品牌的创立阶段，品牌运营者通过市场调研和自我研判确定品牌的战略定位，通过路线图设计明确品牌的自我价值，通过申请商标注册或取得商标使用权获得品牌权益，为品牌的发展铺垫基础。

在品牌的稳固阶段，品牌运营者通过优质的产品和服务，辅以有效的品牌推广，使品牌逐步获得服务对象的认可及社会的好评。

在品牌的差异化阶段，品牌运营者通过提炼品牌特性，提升服务或产品的质量与功能，再造或强化品牌优势，在服务对象心目中建立起特征鲜明的品牌形象，拥有良好的品牌知名度和品牌黏度。

在品牌的模仿阶段，品牌被越来越多的竞争者关注，产品和服务开始被同行模仿和借鉴，品牌优势被复制和跟进，品牌的生存压力剧增。

在品牌的分化阶段和两极分化阶段，品牌运营者采取的决策差异使品牌的竞争力和影响力发生改变，服务对象对品牌的认可度发生变化。有的品牌因竞争失利而退出市场，步入消亡；有的品牌在竞争中获得了活力，进一步发展壮大。

进入数字时代后，品牌搭乘信息化的新型载体，可以以知识产权的形式脱离具体的产品而存在，借助全球化或多元化的途径来保持活力，但依然在品牌生命周期里循环。唯有创新，品牌才能跟上时代的节奏，生生不息。

与此同时，人们发现，以技术和制度为着力点的创新并不能给陷入激烈竞争的组织带来长久的欢悦，品牌的生存压力和潜在的危机如影随形。因此，创新不应再是个别组织、部门、团队或少数人的事情，而应从品牌常青的战略高度，成为由全员动员、全员思考、全员参与、全员实践的事。

需要强调的是，品牌创新并不局限于传播技法、推广工具和平台渠道的创新，而是以品牌思维为主导，坚持品牌优先、互利共生的共赢理念，采用新的知识和技术对现有组织的发展战略、运营管理、技术支撑、价值文化、产品形态、公众形象等进行创造性、补充性、延伸性的调整，以此保持并创造品牌价值。品牌创新涉及战略创新、管理创新、科技创新、文化创新、产品或服务创新、传播创新等多个领域，是组织进行充分的趋势研判和风险评估后，围绕品牌效益的最大化和持久化，对自身发展战略、组织架构、资源整合、价值理念、产品功能、用户体验、传播手段等进行的自我突破和自我超越，目的是增强并巩固品牌运营者的竞争能力，更好地满足品牌运营方和服务群体对品牌的期许。

## 2. 创新是对服务对象最诚挚的敬意

品牌的意义在于创造品牌价值，品牌价值的大小来源于其为服务对象创造的价值。为服务对象创造价值，是品牌的使命所在。

彼得·德鲁克在 1954 年提出，服务对象购买和消费的不是产品，而是价值。1960 年，杰瑞·麦卡锡提出 4P 理论，认为影响品牌命运的四大要素是产品（product）、价格（price）、渠道（place）、推广（promotion）。1985 年，迈克尔·波特提出"顾客价值"这一概念，认为品牌竞争的优势在于企业为服务对象所能创造的价值。1990 年，罗伯特·劳特朋提出 4C 理论，认为企业应该把追求服务对象（customer）满意度放在第一位，努力降低服务对象的购买成本（cost），重视服务对象购买过程中的便利性（convenience），加强与服务对象的沟通（communication）。菲利普·科特勒在 1994 年将其升华为顾客让渡价值理论，认为服务对象对产品或服务的满意程度由服务对象实际得到的总收益与付出的总成本之间的差值来决定。其中，顾客总价值包括产品价值、服务价值、人员价值和形象价值，顾客总成本包括价格、时间成本、精力成本和体力成本，两者的差值称为顾客让渡价值。在充分的市场竞争环境中，顾客已经掌握了消费主导权，他们在购买商品和服务时，只会基于他们认知的顾客让渡价值来进行选择。

品牌价值的大小，离不开服务对象的认可。卡尔·阿尔布瑞契特将服务对象的需求划分成四个层次：基础的需求、预期的需求、渴望的需求及未料想到的需求。其中，基础的需求是服务对象认为企业经营所必需的基础性价值构成要素，预期的需求是服务对象心目中企业和竞争者都应该具备的正常的价值构成要素，渴望的需求是服务对象知晓并希望获得的但并不一定抱有奢望的价值，未料想到的需求是出乎服务对象意料之外的令其感到惊喜的附加价值。罗伯特·伍德鲁夫进一步提出了顾客价值层次模型，认为品牌价值是服务对象对产品属性、产品功效及使用结果的评价，包括产品属性、产品功效和使用结果三个层次链。菲利普·科特勒将顾客价值总结为服务对象从拥有和使用某种产品中所获得的价值与为取得该产品所付出的成本之差，断定企业的经营目标应该聚焦于如何提高服务对象的满意度，为服务对象提供超出其期望值的产品和服务。

顾客价值理论为我们打破品牌生命周期提供了有力的武器，众多理论与实践业已证明：只有当服务对象认为他所要购买的产品与服务对他有价值的时候，他才会舍得投入成本，支付费用；只有当服务对象感知到他购买和消费的产品与服务对他有价值的时候，他才会满意；只有当服务对象认为他所选择的品牌能够给他带来持续的价值时，他才会对品牌忠诚。

创新不是自吹自擂，所有的品牌创新都是为了更好地满足服务对象的需求，赢得服务对象对品牌的青睐。我们唯有持续不断地进行品牌创新，为服务对象创造、提供和交付比竞争者更有吸引力的价值，才能够获得服务对象的坚定拥护。这就是品牌对服务对象最直接、最诚挚的敬意。

## 【链接】

----------------------------------------------------

### 创新让北京大学国际医院的门诊量爆增

北京大学国际医院位于北京市昌平区中关村生命科学园的北京大学医疗城内。2014 年 12 月 5 日，医院正式开业。作为一家刚问世的医院，其品牌影响力在高手如云的北京相形见绌，医院很快就面临着巨大的运营压力。

怎么做才能得到老百姓的喜爱和信任？医院领导带着团队考察了国内外多家医疗机构后，决定从老百姓反映最强烈的门诊就医体验入手，把"让患者少跑路、少花时间，更加温馨舒适"作为一个阶段性目标，用创新性的手段，让患者切切实实地感受到医院品牌的价值所在，为医院品牌点赞。

他们引入精益医疗管理的理念，成立了医疗服务模式改善项目组，对医院的各个流程设置、岗位设置从患者角度进行了重新定义，创造性地提出：要在门诊实施"一站式全程辅助医疗服务模式"。

在挂号阶段，他们通过信息技术，让患者可以通过微信、电话、官网、自助机、App 及人工窗口等多种方式进行号源预约。预约率由 16% 提高到 83%，特需预约率达 100%。

在就诊阶段，医院发挥多学科交叉合作的优势，将相关疾病科室集中于同一诊区，让患者可以一站式就诊、检查，尽快拿到检查结果。

在缴费阶段，患者可以随时使用包括微信、App、自助机等多种方式进行缴费，省去传统窗口排队的不便。

医院提出全院职工要"放下手中活儿，送出患者十米远"，让患者从进入医院起，在所有环节都能够得到线上消息提醒、全程导视指引及全院工作人员的辅助支持，时刻体会到医院浓浓的关切之情。

有了这些措施，门诊患者平均减少在院等候时间 1 小时，住院患者入院时间由平均 30 分钟减少到 3 分钟，患者整体就诊时间缩短 84 分钟，就诊所走路程缩短到原来的 1/3，患者满意度很快由实施前的 86.3% 提升到 96.9%。

为确保"一站式全程辅助医疗服务模式"得到长期有效的执行，医院除成立项目组进行督导之外，还开展大规模的院内服务流程标准化培训、公共区域紧急抢救应急预案专业化培训、精益流程管理培训和医患沟通培训。在各科室开展持续改善项目，鼓励所有职工以不良事件的形式提交流程改善的意见。不仅在绩效分配方案上设置了相关考量指标，还增设医院管理项目类奖，激励全院上下荣辱与共、共同改进。

"一站式全程辅助医疗服务模式"的推进，让庞大的现代医学建筑有了浓浓的人情味，让患者不仅看病看得放心，还看得舒心，使医院人气迅速提升。

---

# 二、是什么决定着创新的成败

## 1. 医院品牌创新面临的三个障碍

在医院里想要做品牌创新是一件非常不容易的事情，通常会面临三个障碍。

### （1）不被认可

创新是集体思维模式和行为习惯的革新，最大的挑战不是实现设定目标的难度，而是被医院领导层认可和支持，被团队成员接受和追随。品牌创新方案如未能获得医院管理层的认可，在执行中未能形成团队的集体共识，则极易在计划或执行阶段遭到内部阻力的干扰，事倍功半或不了了之。

### （2）内耗难平

品牌创新既是对组织结构的冲击，也是对现有利益格局的调整。在品牌创新的过程中，组织内的参与者和旁观者都难免会从个人和部门角度出发，权衡创新对自身利益和部门利益的影响，采取积极或消极的策略，对品牌创新施加影响。

### （3）招式难新

创新是对医院固有行为模式的突破，源于医疗质量和安全管理的需要。医院管理讲究层级化、程序化、精细化，但对于创新来说，这容易造成创新者勇气不足和思维局限，在策划上不敢突破现有制度条框的限定，在执行上不敢把握时机，打破常规。

## 2. 决定医院品牌创新能力的四个内部要素

内部要素是决定医院品牌创新的直接作用力，包括组织要素、人才要素、科研要素、文化要素。

### （1）组织要素

品牌创新需要医院管理层从战略决策、管理流程、运营结构等方面进行统筹协调；在医院战略规划、文化理念、价值评判上聚焦创新；在医疗质量管理体系、行政管理体系、后勤支持体系、财务采购体系等方面扶持创新；在岗位设置、人员配备、绩效考核、科研立项、晋升奖惩上鼓励创新；通过组织协调内外资源，整合各方的力量，让医院上下人人有责、齐心协力、共同参与，激发组织的创新活力。

### （2）人才要素

人才是品牌创新的主力军，优质的人才储备、合理的人才梯队、良好的用人机制、及时的激励机制是激励医院员工主动参与医院品牌建设的推手。品牌创新就是要打破对人才的传统界定，从依据岗位性质评价转向依据个人贡献价值评价，将人才从医疗技术人才、行政管理人才、后勤辅助人才等的桎梏中解放出来，用业务核心人才、管理运营人才、专长特色人才、通用技术人才、辅助支持人才公允地评判，依据学科发展需求和品牌运营的需要进行人才培养和奖励，实现人尽其才、各尽其能、权责相当。

### （3）科研要素

医院的科研工作可分为基础研究、应用研究和开发研究三个方向，其管理难点不仅在于对情报信息、技术路线、硬件设施设备、科研资金、团队配置的掌控，还在于如何提高科研成果的临床转化效率。从转化医学的角度，将基础医学研究和临床治疗紧密对接，积极响应公众需求，明确技术方向，创造医疗服务价值，是医院品牌不断创新的技术前提和保障。

#### （4）文化要素

医院文化主导着医院品牌创新的价值取向和思维判断，影响着从事创新活动的人员的心理思维和行为取舍，涉及医院的各个层面和环节。鼓励创新就是要求医院有开放进取的价值观念、宽容有担当的道德准则、团结互助的行为规范，将创新作为医院文化的人格基因进行塑造和承载。

### 3. 影响医院品牌创新能力的四个外部要素

医院所处区域的资源要素、政策要素、市场要素、科技要素、服务环境要素制约着医院品牌的创新能力，是品牌创新不可或缺的外部条件。

#### （1）资源要素

资源要素包括自然资源、基础设施、信息资源等条件。医院所处区域的自然环境、地理条件、交通配套等影响着人员、物资的交流，是医院品牌创新的基础环境。医院的建筑空间、设施设备等左右着医院发展的宽度，是医院品牌创新的重要载体。医院所处地区的信息化水平、市场环境等信息资源是医院品牌创新的加速器。

#### （2）政策要素

政府是公共政策的制定者，拥有强大的资源组织调配能力，政府通过财政、金融、人才、土地供给、行业审批等政策为医院品牌创新提供支持，通过制定、实施创新发展政策来引导行业决策，通过健全的法律法规体系来保护医院知识产权和品牌创新能力，是医院持续创新的重要保障。

### （3）市场要素

市场要素与医院所处区域的人口分布及结构、经济社会发展情况、行业发展态势有关。人口分布及结构、经济社会发展情况决定了疾病谱和医疗服务的总需求量，经济社会发展情况决定了医疗服务购买力，行业发展态势反映了医疗服务供给量和行业竞争秩序，对医院品牌创新具有参考作用。

### （4）服务环境要素

服务环境要素包括金融服务、人才服务、信息情报服务、技术和法律服务，是医院持续创新的重要影响因素。完善的金融服务体系能使医院获得创新所需的资金，良好的人才服务体系为医院提供持续创新所需的人才，有效的信息情报服务为医院的持续创新提供智力支持，技术和法律服务为医院提供保障创新权益、降低成本与风险的平台。

## 4. 要快速突破，有五个着力点

品牌运营的大忌是眉毛胡子一把抓。医院品牌建设涉及面极广，全面开花既不现实，也难以面面俱到。要想尽快实现品牌创新的梦想，最佳的策略是找准着力点，以点带面就能收获令人欣喜的改变。

### （1）围绕理念创新发力

以开放、共享的新理念主动接纳公众对医院管理事务的参与和监督，真正促成医患"一心一家亲"。从互利共生的角度让渡利益，整合资源，实现政府、医院、公众的三者共赢。弘扬实干求真、崇尚创新、包容失败的医院文化，逐步建立创新型组织。重视员工诉求，为员工提供鼓舞人心的生活保障和职业发展保障，创造安心、顺心的工作环境。

### （2）围绕流程创新发力

以提高患者就诊体验的舒适度为目标，从患者的视角对医院服务体系进行检视，不断对医院工作流程进行设计完善，满足患者对医院品牌的合理需求。打破内部层级和部门的人为限定，把便捷、高效、安全、舒适作为衡量医疗服务流程的指标，对影响品牌体验的流程进行修正。破除行业的传统思维，打破医院的空间疆界和内部部门壁垒，把握每一个流程必须为患者创造价值这一本质意义，积极利用人工智能、大数据等技术成果优化和创新流程。

### （3）围绕技术创新发力

确立转化医学思维，把握基础医学和临床应用的契合点，找准医院科研投入的方向。尊重知识产权，善于整合多方面的资源，加快新技术的引进和应用。建立科研项目竞争机制，完善科研立项和奖励机制，激发科研项目团队的积极性。以重点学科建设为抓手，抢占区域范围内的技术高地，提升品牌吸引力。

### （4）围绕市场创新发力

关注市场需求，充分利用市场资源创新。摆脱急功近利的速成思想或政绩思想，加强与行业协会、企事业单位、商业机构、公益性组织等的合作，用市场运营的手段打造公益品牌，强化医院与公众的感情认同。以技术交流为纽带，积极建立行业技术联盟，积累行业影响力，树立行业口碑。打通利益分配和资源联通瓶颈，做活区域医疗联合体和医疗共同体。培养大健康格局，发挥自身优势，为公众提供具有品牌特色的医疗、康复、保健、养老等生命质量管理服务。

### （5）围绕形象创新发力

及时回应社会关切点，将品牌传播内容与社会关注热点和流行元素相结合。善于通过新的媒体传播技术和手段，将医学与社会学、文学艺术等结合碰撞，制造人气话题，保持品牌新鲜感。积极挖掘品牌的人文内涵，培养和引导典型人物，讲好品牌故事，树立动心动情的品牌形象。

**【链接】**

-------------------------------------------------------------

### 能办"护照"的苏州科技城医院

苏州科技城医院位于苏州科技城的核心地带。面对江浙沪地区各大医疗机构，2016 年 5 月才正式运营的苏州科技城医院只是一枝刚刚破土而出的嫩芽。如何提升医院品牌的影响力？只能从创新入手。他们分析了医院所处的区域环境，决定从市场创新和形象创新入手，以创新的手段让年轻人和孩子们爱上医学，亲近医院，成为医院品牌忠诚的粉丝。

可是，如何才能吸引他们呢？医院品牌负责人在整理自己的护照时找到了灵感：每个国家的特色都可以由签证章来铭刻记忆，医院的品牌推广也可以借鉴这种形式来创新。

于是，医院以"医学体验护照"为亮点，吸引年轻父母带着孩子们到医院进行近距离的品牌体验。他们给每一本"医学体验护照"印上编号，把信息录入医院的社会实践信息系统，让护照成为孩子们医学探索实践的宝贵回忆。为确保活动有序、有趣，他们选出适合孩子们体验、实践的十几个科室，根据孩子们的兴趣特点拟定了互动性强的实践内容，让孩子们在通关过程中有惊喜，有收获。孩子们在医院里体验、实践时，会有担任"联络官"的医师进行讲解，辅导孩子们进行实践操作。每一次活动结束后，会有"签证官"医师为孩子们在"护照"上盖上签章和签名鼓励。

在这种好看、好玩的体验过程中，孩子们牢牢记住了医院的品牌，记住了那群可亲可敬的"联络官"和"签证官"。

医学体验护照带来的效果之好超出很多人的意料。苏州市人民政府、苏州高新区政府、苏州市文明办对苏州科技城医院的这一创举给予了充分肯定，众多媒体纷纷报道称赞。

品牌创新就是这样，只要调动公众的参与热情和关注度，品牌不想火都难。

------------------------------------------------------------

## 三、创新其实也有套路

创新不是任性妄为地鲁莽冲动，需要讲究方法。方法用错了，徒劳无功；方法用对了，事半功倍。

### 1. 创新常常用到这两招

通往成功的道路千万条，但归结起来，主要有归纳法和演绎法两大类。

#### （1）归纳法

归纳法是通过对现有事物的具体观察，总结、推理出相关原理、原则、规律的方法，是在总结分析基础上的创新。

《周易·贲卦·象传》中早就提出要"观乎天文，以察时变；观乎人文，以化成天下"，建议我们在总结并把握事物发展规律的基础上，适时进行创新。弗朗西斯·培根认为创新应该以观察和实验为基础，通过分析存在表、缺乏表和程度表，科学地归纳出事物内在的、本质的规律，有的放矢地进行创新。卡尔·马克思则认为创新是在实践基础上的改进，"每一项发现都成了新的发明或生产方法的新的改进基础"。约翰·穆勒将这种归纳创新法细化为"穆勒五法"，划分为求同法、求异法、求同存异并用法、共变法、剩余法，一度被称赞为创新研究的"准则"。

在前人研究的基础上，亚历克斯·奥斯本提出了著名的"头脑风暴法"，他提倡使用无限制的自由联想和小组讨论的方式，让所有参加者在轻松自由的氛围中"自由想象"，畅所欲言，让各种思想的火花进行碰撞，借此归纳提炼出最优的创意。头脑风暴法简单易学，被各界争相引入，陆续发展出卡片整理法、卡片式智力激励法、反头脑风暴法等数百种创新方法。

### （2）演绎法

演绎法是根据相关的理论或假设，对具体事物的发展趋势进行推导的方法，是在逻辑推理基础上的创新。公元前 300 年，欧几里得在《几何原本》中将演绎法展示得淋漓尽致，奠定了欧洲数学的基础，为后世树立了典范。勒内·笛卡尔提倡"普遍怀疑"，主张运用假设和假说的方法，通过演绎论证来进行判断决策，他以此方法创立了解析几何，提出了动量守恒定律，成为西方现代哲学的奠基人。卡尔·波

普尔紧随其后，倡导"大胆尝试，严格检验"的创新思路，提出了
"假说—证伪法"，即试错法。试错法认为，创新者可以先提出某种假
设，通过一系列的演绎、预测、实验和观察，来验证假设的对错，在
不断证伪试错的过程中，逐渐接近或达到所追求的目标。

## 2. TRIZ——创新方法库中的"核武器"

随着信息的增多和社会节奏的加快，我们面临的局面越来越庞大
而复杂，机遇更是稍纵即逝。归纳法或演绎法耗时费力，使创新付出
的成本越来越高，人们急需一种系统化的、科学的创新方法。TRIZ
理论应运而生。

### （1）TRIZ从何而来

TRIZ的全称是"发明家式的解决任务理论"，又被称为"发明问
题解决理论"或"萃智理论"，它由苏联里海海军专利局的根里奇·阿
奇舒勒创立。

根里奇·阿奇舒勒认为：所有的发明创造都是有规可循的。他在
研究了大量的发明专利后，发现至少有1500项需要解决的技术问题
只需要用几项基本的原理就能解决。为了找到这些规律，根里奇·阿
奇舒勒和团队潜心研究数十年，历经坎坷，最终总结出一套由方法与
算法组成的TRIZ理论体系。

TRIZ推出后很快就在苏联的工业、军事等领域发挥出惊人的效
应。在与信息化技术结合后，迅速从工程技术领域推广到自然科学和社
会科学的各个领域，被英特尔、通用电气、西门子、中兴通讯等企业广泛
采用，以其良好的可操作性、实用性和系统性成为解决创新难题的钥匙。

### （2）在TRIZ的视角下，创新其实很简单

TRIZ为人们创造性地发现问题和解决问题提供了强大的理论支撑和丰富的方法工具，归纳起来由9个要点构成。

#### ①8条进化法则

TRIZ认为解决问题的法则有8条：技术系统的S曲线进化法则、提高理想度法则、子系统的不均衡进化法则、动态性和可控性进化法则、增加集成度再进行简化法则、子系统协调性进化法则、向微观级和增加场应用的进化法则、减少人工介入的进化法则。这8条进化法则概括起来就是：任何产品和技术都是有生命周期的，创新的目的就是尽可能地实现产品功能最大化、物理结构和损耗最小化、系统均衡化和可移动化、进化过程可控化和智能化。TRIZ提醒我们要正视现实世界的复杂性，在创新的过程中，要用辩证的、普遍的、联系的眼光去看待问题，以坚定的决心和耐心坦然面对一切。

#### ②最终理想解

TRIZ用"最终理想解"来定义创新的目标。建议我们在采取创新行动之前要解开心灵的束缚，排除各种主客观条件的限制，将拟定实现的目标进行理想化的界定，以便明确自身的定位和奋斗方向。"最终理想解"是对原有创新方案的优化，它保留了方案的优点，排除了条件的缺陷或环境等干扰因素，以简洁的、理想化的方式，明确了创新的高度和标杆，鼓励我们大胆地查找差距和问题所在，厘清因果关系，利用TRIZ理论工具找到解决方案。

#### ③40个发明创造原理

万事万物皆有规律，创新也不例外。TRIZ归纳出40个创新需要遵循的最重要的、具有普遍适应性的原理：分割、抽取、改变局部品

质、非对称、合并、普遍性、嵌套、平衡力、预先施加反作用力、预先施加作用力、预防措施、等势、逆向思维、曲面化、动态化、近似化、一维变多维、机械振动、周期性动作、有效作用的持续、紧急行动、变害为利、反馈、中介物、自我服务、复制、一次性用品、机械系统的替代、利用气动或液压结构、利用柔性外壳和薄膜、利用多孔材料、改变颜色、同类性、抛弃与再生、改变物理或化学状态、利用相变、利用热膨胀、增加氧的浓度、利用惰性环境、利用复合材料。这些原理将看似奇迹的创新思维变为有章可循的科学工具，提示我们在创新中要尊重客观事物规律、重视创新环境，善于抓住主要矛盾，灵活变通思维。这 40 个发明创造原理不仅仅适用于工程技术领域，也已经在社会科学各个领域和品牌竞争中屡立奇功，是 TRIZ 理论体系的核心。

### ④ 39 项工程参数及阿奇舒勒矛盾矩阵

阿奇舒勒发现，创造发明只不过是对我们常用到的物理、数学、技术等工程参数进行的灵活运用。这些工程参数有 39 项，分别是：运动物体的重量、静止物体的重量、运动物体的长度、静止物体的长度、运动物体的区域、静止物体的区域、运动物体的体积、静止物体的体积、加速、力量、压力、形状、物体的稳定性、强度、运动物体的耐久性、静止物体的耐久性、温度、光亮度、运动物体耗费的能源、静止物体耗费的能源、功率、能源的浪费、物质的浪费、信息的丢失、时间的浪费、物质的数量、可靠性、测量精度、制造精度、作用于物体的有害因素、物体产生的有害因素、可制造性、使用的方便、可维修性、适应性和多样性、装置复杂层次、控制的复杂层次、自动化程度、生产力。其中，每一项参数又被分为准备改善的参数和准备恶化的参数两个类别，准备改善的参数是通过创新得到提升或加强的特性所对应的工程参数，准备恶化的参数是在某个特性获得提升之时会变差的工程参数。

阿奇舒勒将准备改善的参数作为横轴，准备恶化的参数作为纵轴，绘制成了著名的阿奇舒勒矛盾矩阵。在矩阵中，横纵轴各参数交叉处的数字表示我们在解决问题时需要使用的发明创造原理的编号。阿奇舒勒矛盾矩阵为创新者提供了一个直观明了的"寻宝图"，让我们可以将复杂的难题通过工程参数进行"TRIZ 化"，轻松从矩阵表中查找到破解难题的金钥匙。

⑤ **物理矛盾和分离原理**

TRIZ 将世界万物看作一个个技术系统构成的集合，这些系统在实际运行中，有时候会出现"牙咬着舌头"的现象，同一个系统内的关键子系统为了满足某个需求的参数特性，会出现相反需求的物理矛盾。为了解决物理矛盾，TRIZ 提出了空间分离、时间分离、居于条件分离和系统级别分离等 4 种分离原理。这 4 种分离原理又可以细化为 11 种分离方法，包括：矛盾特性的空间分离、矛盾特性的时间分离、将同类或异类系统与超系统结合、将系统转换为反系统或将系统与反系统相结合、系统具有一种特性且子系统有其相反的特性、将系统转换到微观级系统、系统中的状态交替变化、系统由一种状态转换为另一种状态、利用系统状态变化所伴随的现象、以具有两种状态的物质代替具有一种状态的物质、通过物理和化学的转换使物质状态转换。这些看似艰涩的物理名词其实只是告诉我们：困难不是创新的瓶颈，而是创新的契机，比如：山地运动爱好者要求自行车既要功能齐全、结实耐用，又要轻便灵巧能放置在汽车后备厢内。对这种物理矛盾的分离解决办法就是设计可折叠拆装式的山地自行车。

⑥ 物−场模型分析

TRIZ 认为：系统不论大小，都具有相应的功能，所有功能都可以来源于两种物质和一种场的相互作用。其中，物质是实现功能的基础，包括原材料、工具、器件、人、环境或过程。场是实现功能所需的手段，包括机械能、热能、化学能、电能、声能、光能、磁能。在 TRIZ 的理论表述中，任何系统的功能都可以用物−场组合进行模型化。物−场模型被划分为有效完整模型、不完整模型、效应不足的完整模型、有害效应的完整模型 4 种。在创新的过程中，我们可以将面临的问题归类为物−场模型中的相关元素，分析相关元素之间的关系，建立起问题所在的物−场模型，查找此类物−场模型的解法，形成最优的创新解决方案。

⑦ 标准解法

TRIZ 将创新所面临的问题分为标准问题和非标准问题两类。标准问题可以用技术系统的进化路径法则迅速确定创新方向和方法，这些针对标准问题的解决方法则被称为标准解法。非标准问题则需要转化为标准问题后，再使用标准解法来获得解决方案。标准解法将物−场模型分为建立或拆解物−场模型、强化物−场模型、向超系统或围观级转化、检测和测量的标准解法、简化与改善策略 5 个层级，细化为 18 个子级和 76 种标准解。在实际应用中，我们可以根据物−场模型的类型，围绕问题的最终理想解，综合实际条件来选择相应的解法。

⑧ 发明问题解决算法

如果遇到了令人头晕目眩的非标准问题或复杂的系统，我们往往会觉得无从下手。TRIZ 提供的解决办法是，对非标准问题进行变形及再定义等逻辑转化，通过分析问题、分析问题模型、陈述最终理想解和物理矛盾、动用物－场资源、应用知识库、转化或替代问题、分析解决物理矛盾的方法、利用解法概念、分析问题解决等 9 个步骤来找到合适的路径。其间，创新的难度取决于我们对所面临的问题是否能清晰地进行细节描述，对采用的方法能否明确地程式化。描述得越清楚，程式化越明晰，创新的方法就越容易找到。

⑨ 科学效应和现象知识库

知识是创新的力量之源，TRIZ 将创新中常常需要用到的科学知识依据其作用和功能划分为测量温度、降低温度、提高温度、稳定温度、探测物体的位移和运动、控制物体位移、控制液体及气体的运动、控制浮质的流动、搅拌混合物为溶液、分离混合物、稳定物体位置、产生或控制高压力、控制摩擦力、接替物体、积蓄机械能与热能、传递能量、建立移动的物体和固定的物体之间的交互作用、测量物体的尺寸、改变物体的尺寸、检查表面状态和性质、改变表面性质、检查物体容量的状态和特征、改变物体空间性质、形成要求的物体结构、探测电磁场、探测辐射、产生辐射、控制电磁场、控制光、产生及加强化学变化等 30 种，汇编为"功能代码表"。在此基础上，TRIZ 制定了创新需要用到的"科学效应和现象清单"，组建起科学效应和现象知识库。当我们进行创新活动时，可以根据所要解决的问题，定义并确定需要实现的功能，从功能代码表中找到与此功能相对应的代码，根据功能代码从科学效应和现象清单查找所推荐的科学效应和现象，再对这些科学效应和现象进行筛选，找到详细的科学解释，为我们制定方案、加快创新进程提供知识支撑。知识的价值在于应用，TRIZ 鼓励我们激活自己的知识体系，学以致用。

### （3）如何在医院品牌创新中用好 TRIZ

在医院品牌创新的实践中，要想用好 TRIZ 工具，有以下几点要注意。

#### ① 善于解构和重新定义

TRIZ 起源于对工业发明创造规律的研究，其理论表述中难免包含着大量的数学、工程、物理、化学的定义和原理，如果将其生搬硬套，只会让人手足无措。我们只有在领悟这些定义和原理的基础上，突破思维障碍，打破思维定式，对医院品牌的创新诉求和目标进行清晰的描述，正视内外部条件，对目标的理想状态与现实状态之间存在差距的原因进行分析，根据 TRIZ 工具引导的路线进行去壳留核的解读，结合医疗行业的特点触类旁通，契合品牌进化的趋势，并善于将 TRIZ 与六西格玛等工具结合使用，才能发挥 TRIZ 的威力。

#### ② 敢于实践和挑战自我

TRIZ 在医院品牌领域尚缺乏可供借鉴的实践经验和可供模仿的行业案例。在决定开始品牌创新之旅时，我们必须排除干扰，鼓足勇气，坚定信心，遵照 TRIZ 的进化原则，科学地设计并确定目标，对需要解决的问题进行准确的剖析，将其转化为 TRIZ 问题，运用 TRIZ 工具找到问题的解决方案，最终与实际情况结合，就能找到创新思路和解决方案。为了降低应用 TRIZ 的风险，我们可以遵照循序渐进的原则，先从难度低的项目入手，先从单个团队小范围入局，在积极的探索中积累经验，在磕磕碰碰中使自己和医院品牌共同成长。

### ③ 勤于用图表和数据说话

理论是枯燥的，很容易让人望而却步。我们只有将艰涩的表述方式转为图表等直观的方式，才能提高沟通的质量和传播效率，只有将决策过程进行数据化，才能更快更好地融入信息化洪流，增强方案的科学性和准确性，让品牌创新之路走得更加长远。

## 【链接】

--------------------------------------------------------------------

### 聊天成就了长治云峰医院的品牌奇迹

长治云峰医院是长治市一所以脊柱病治疗和疼痛治疗为特色的专科医院。20多年的躬耕，让医院享誉周边。可是与城区其他医院相比，医院的实力并不占明显优势。

3月的一天，医院来了一名秀气的美女阿井，院长让她负责患者满意度调查工作。在一般人眼里，患者满意度调查就是到病房客气几句，在办公室里打几个电话，到出院病人家里问个好，然后做一份满意度调查交给领导，看上去十分轻松。阿井却有她的想法。她认为：品牌满意度来源于感知，只有用创新的手段，才能让患者感知到医院的真诚，才会铭记医院的真诚。

可是，要怎么做才能出彩呢？阿井想起自己曾经读到过的TRIZ文章。她借到几本TRIZ的书开始认真研读，琢磨如何围绕满意度测评进行医院品牌创新。按照TRIZ的指引，阿井认真梳理了医院现有制度和患者满意度调查流程及调查表，到几所医院学习观摩了同行们的做法。她发现：原有的患者满意度调查内容繁杂、形式单调、沟通质量差，无益于医院品牌影响力的提升。

于是，她按照 TRIZ 的相关原理建立模型，一步步摸索到了此次创新想法的标准解：把习以为常的患者满意度调查换一种亲情化的方式，加一点个性化的内容，以亲情化为切入口，驱动医院的品牌创新。

从这一天开始，她拿着资料夹，口袋里装着自己买的小礼物，推开一间间病房的门，站在床头和患者聊家长里短，聊住院的感受。在气氛轻松的聊天中，她和患者的心走得越来越近，也了解到患者在医院的真实感受。

中午和下午下班后，她常常会回到病房去看望患者，对他们的难处提供力所能及的帮助。节假日，她还经常拉上医生护士去十里八村拜访出院的"亲戚朋友"。

这种带着真情的品牌情感创新，让患者把阿井当成了自己的亲人、好朋友。这种亲密无间的感情，化为当地群众对医院品牌的感情，逐渐转化成了医院的品牌核心竞争力：短短数年，医院入院人次增长 15%，业务收入增长了 31%，患者满意度增至 98%。

--------------------------------------------------------------

## 四、医院品牌创新的三个窍门

医院品牌创新，有三个窍门不可不听。

### 1. 善于"洗脑"

创新者要有良好的沟通能力，能够从国内外同行的成功经验、本地区行业竞争态势分析等角度，用鲜活的案例、翔实的数据说服领导，让领导成为医院品牌创新的坚定支持者；能够从职业愿景和个人发展等角度，用理、用利说服团队成员，在创新过程中保持团队的信心和团结，坚定地推进计划执行；能够从患者利益的角度出发，用感情、用故事、用服务质量收服人心，让他们成为品牌创新的积极参与者和喝彩者。

## 2. 善于让利

创新者要舍得放弃个人利益，有长远的眼光和包容的胸襟，能够扬长避短，找到各方共同利益的契合点；能够因势利导，准确把握部门和个人的真实诉求与利益底线，调整合作思路；能够权衡利弊，在长远目标与短期目标、整体利益与个体利益中掌握平衡，协调各方。

## 3. 善于跨界

创新者要有敏锐的洞察能力，能够积极借鉴参考其他行业好的经验做法，为我所用；能够主动对接其他行业团队，整合资源，放大品牌效应；能够把握时代潮流热点，借势借力，打造品牌爆款；能够放大自身特色优势，主动抢占医疗市场，推进品牌延伸。

## 【链接】

----------------------------------------------------------------

### 上海市儿童医院为何让老百姓如此信任

上海市儿童医院是我国第一家专科儿童医院。每天，天南海北的家长带着孩子慕名而来，你能脑补出患儿和家长们挤作一团看病的画面吗？在这种不愉快的就医体验中，花再多的心思，打造再好的品牌、再响亮的品牌，都会被人骂、被人烦。

怎么办？医院只有1400多名员工，工作紧张得像打仗，抽不出更多的人手为患者提供更好的服务。

1998年6月，上海市儿童医院在上海市妇女儿童工作委员会（以下简称"市妇儿委"）的指导下，以血液科为试点，开始尝试品牌公益化创新之路。医院成立了"阳光小屋"，由团员青年利用业余时间到病房为患儿提供爱心服务。经过几年的摸索和队伍培养，2004年，医院在市妇儿委的牵头下成立"阳光爱心志愿者服务队"，招募社会爱心团体，志愿服务逐渐细分为亲情陪护、点亮心愿、爱心募集、爱心结对等模块，形成了一定的品牌影响力。2006年，医院开始尝试通过互联网面向全社会招募志愿者，为患儿提供规范化的志愿服务。2012年，医院成立了社工部，从志愿者服务理念、组织构架、活动形式、服务内容、运转机制等方面入手，逐渐形成了以医务社工为支撑、以"为儿童服务就是幸福"为宗旨的公益化品牌服务模式。

为增强公益化品牌的吸引力，医院根据患儿和家长的需求，精心设计了有新意和亮点的服务项目，开展一系列公益活动，着力提高患儿及家长的情绪管理能力、社交能力、学习能力。让公众在活动中感受到医院的爱心、责任心、真心，建立起医院与患儿亲友团牢固的信任。

为确保公益化品牌的影响力，医院用心打造志愿者招募、培训、评估、激励闭环，对内成立志愿者队伍，确立初、中、高三级志愿者管理层级；对外组建志愿者组织联盟，把上级志愿者协会、医疗行业志愿者组织、企业志愿者组织和NGO（非政府组织）志愿者组织联合起来，形成"智囊团"化运作。积极利用"互联网＋"打造开放的志愿者平台，医院公益化品牌日渐成为医院一张靓丽的名片。

这些创新性的举措让医院的品牌形象得到了各界的认可，换来了大家对医院品牌的信任和拥护。医院连续两年获得"中国最美医院""人文建设品牌医院"称号。

# 05

## 语境：

增加医院品牌魅力的
魔法棒

并不是每一个美好的愿望都能收获金色的果实，并不是每一份辛勤的付出都能收获耀眼的回报。

　　言为心声，没有交流，心与心之间就永远横着一道鸿沟。

　　语为心境，没有沟通，品牌与公众之间就永远隔着一层玻璃。

　　语言是上苍赐予人类最珍贵的礼物，是表达观念的符号系统，不同的语音、语法、词汇和图像汇成了不同的语言，传播着品牌的信息，表达着品牌的渴求，散发着品牌的温情。语言只有在一定的环境中才能浮现原本的真意，这种与语言相依相存的语言环境或言语环境，我们称之为语境。

　　语境是帮助我们理解语言本义、感知品牌的中介与桥梁。同样一句话、一段文字、一幅图片、一帧视频，会因为语境的不同在人们的脑海里留下截然不同的品牌印记。

　　语境是成就品牌的能量场，是支撑起品牌的力量，玩转语境，才能赢得未来。

# 一、解透语境，才能传播品牌之趣

## 1. 弄懂了语境，你才能好好说话

　　表达能力是交际沟通能力的基础。会不会说话，是衡量个人魅力的重要指标，脱离语境的语言是苍白无力的。

两千多年以前，亚里士多德就在《工具论》中告诉人们：对词语的理解一定要结合它所在的环境。德国逻辑学家弗里德里希·路德维希·戈特洛布·弗雷格通过研究证明，只有将语词进行联系，才能理解语词的含义。波兰社会人类学家马林诺夫斯基认为，人们所说的每一句话都是为了向他人表达在特定的时间和场景之下的某种思想或感受。语境既包括具体的上下文情境，也包括沉积在语言背后的社会文化。英国语言学家弗斯将语境分为两种：一种是由字、词、句、篇章组成的语言语境，另一种是由参与者的有关特征、语言行为、非语言行为组成的情景语境。英国语言大师韩礼德用"语域理论"来解读情景语境，他认为，在任何一个情景的语境中，语场、语旨、语式都会对语言的使用产生影响，我们理解的语义是在特定语境下自我选择的结果。美国社会语言学家戴尔·海姆斯更是直接明了地指出，语言既要符合语义规则，又要适应言语环境，一个人想要成功就一定要提升自身的语言交际能力。法国的丹·斯珀泊和英国的迪尔德丽·威尔逊发现：语境其实就是认知假设，交流实质上是基于对方话语与己方语境假设之间的关联，语境是"活"的，会随着交流过程的变化而不断被重构。我国语言学家陈望道提出，修辞以适应题旨情境为第一要义，不应仅仅是语词的修饰，也不应是离开情意的修饰。上海外国语大学教授王德春则将语境界定为时间、地点、场合、对象等客观因素和使用语言的人、身份、思想、性格、职业、修养、处境、心情等主观因素构成的使用语言的环境。

如果说语言是对智商的考验，那么语境就是对情商的检验。无论是品牌建设还是为人处世，明白了语境之意，对于组织或个人都是大有裨益的。

## 2. 在语境中体会品牌之趣

如何快速获取公众的信任，始终是品牌传播中最让人头疼的事情。语境是增加品牌魅力的魔法棒，它不仅包括音、字、词、句、章等语言单元，还包括信息传播过程中的时间、地点、文化习俗等客观环境，以及交流主体的年龄、性别、性格、情绪、认知、行为等主观环境。要想弄明白语境，就得从构成语境的要素入手。

从语义上看，语境由上下文语境和情景语境组成。上下文语境是各语言要素在表达中通过结构的组合体现出的关系，由字词符号、词语搭配、语法组合、句法关联、语境营造五个部分构成。情景语境是各要素在进行交流传播行为过程中所处的主客观环境，由交流者的自身特点、与交流内容相关联的事物、行为的效果三个方面构成。

从修辞学的角度解读，语境由题旨和情境组成。题旨是立言的要旨，包括语言表述的主体思想，交流者的主观愿望、采取风格或语体等。情境包括何故（交流目的）、何事（交流事项）、何人（交流双方）、何地（交流者所处位置）、何时（交流时机）、何如（交流方式）。

从语境的应用实践上看，语境由语言的形式与内容、背景、参与者、目的、基调、媒介、风格、情绪、相互作用的规范等构成。其中，语言的形式与内容指语言表达的方式、词语和语法，背景指语境发生时所处的时间和地点、文化风俗，参与者指在同一个语境中进行交际的主体及他们之间的关系，目的指交际的结果，基调指交际过程中的声调、行为或精神状态，媒介指使用的传播介质和渠道，风格指交际行为的风格和时代特征，情绪指交际者的思维习惯和态度动机，相互作用的规范指交际要遵守的规则。

在具体实践中，我们既要重视传播的内容，也要围绕着语境的诸多要素发力，这样才能让人体会到品牌传播的乐趣，让品牌变得生动而有吸引力。

### 3. 用对了语境，品牌才能成为万人迷

我们对品牌传播的理解实际上建立在对语言符号系统和相关语境的相互依赖与作用上，语言只不过是表意的抽象符号，只有放在具体的语境里，品牌传播的真义才能被我们咀嚼出芳香。

语境是一种话外之音和言外之意，它通过各种修辞手法，对抽象的语言符号进行重构和转换，使抽象的传播变得生动而具体。这些主次交杂、显隐交替、相互作用的语境彼此组合，为我们构建了多维度的理解空间和足够的想象空间。事实上，每一次品牌传播都有与之相对应的、特定状态的语境，脱离了语境，品牌传播就不知所云。

语境是提升品牌感受度的添加剂。公众对医院品牌的印象是医院在一定的语境中对品牌要素进行阐释的结果，是不断消除模糊语境、对医院品牌形象进行界定区分的辨析过程。语境赋予了医院更加清晰的身份标识，给予医院更多的人文内涵，凸显出医院的品牌特性。

语境是改善品牌认知度的催化剂。公众借助语境的帮助，对品牌信息进行过滤和补充，丰富对医院品牌的感性认知，填补医院品牌形象的空白区。由此，公众对医院品牌的认知由"治病救人"的冰冷场所转为充满人文关爱的健康家园，医院品牌的形象更加饱满和亲近。

语境是擦亮品牌美誉度的亮化剂。我们可以根据医院的品牌战略

和传播活动的诉求，通过对相关要素的有意组合和环境营造，对语境进行人为的策划和设置，实现品牌诉求与公众需求的关联耦合，在公众心目中建立良好的品牌形象。

语境之妙，正如陆机在《文赋》中所言："若夫丰约之裁，俯仰之形，因宜适变，曲有微情。"只有掌握了语境，才能择机而发，相机而动，成为万人迷。

## 【链接】

### 四川省人民医院的她如何成为老百姓喜爱的明星医生

四川省人民医院的周晨燕医生，是一位在儿童血液肿瘤性疾病领域颇有建树的医者，也是享誉巴蜀的"周妈妈"。

在她心里，信任才是医疗活动的基石，只有学会和患方沟通，用心和患方沟通，让他们感受到诚意和善意，才能成为他们信任的善医。她知道她的患儿和家长们对什么感兴趣，要讲他们喜欢听的，给他们喜欢看的，才能获得他们的理解和信赖，而这其实就是语境的艺术，是品牌打造的通途。

除了给人看病，她开始写故事、拍照片、录视频、办活动，她用自己的亲身遭遇与公众沟通，在点滴之中积累品牌信任。

她真实地记录病房里的人生，无声地打动了每一位读者的心。她用看似微不足道的小事讲述着人间的冷暖，让爱心在感动中被传递。她日复一日地讲述孩子们的故事和心愿，真诚的叙述不仅打动了社会爱心人士，也打动了患儿的家属。她知道命运的无情，知道人间的冷暖，知道医学技术的有限，所以她没有华丽刻意的言辞，只是用平实的述说收获了无数人的信任。她以超出医务工作者职责的付出，"仗义"地帮助患儿及其家属，为的不是赢得成就和荣耀，而是让患儿及其家属少一点遗憾，多一点期待。这样的医者，这样的义者，老百姓怎么可能不爱、不敬呢？

------

## 二、语境构造，其实就是两个字

"语境"听起来很玄，但构建语境其实并没那么难，用好"修辞"，足矣。

修辞，即在使用语言的过程中，利用多种语言手段以收到尽可能好的表达效果的语言活动。

修辞的方法种类众多、阵势庞大，乍一看上去令人望而生畏，但这些方法其实都可以纳入"消极修辞"和"积极修辞"两大类。消极修辞是"电报"式或者"说明书"式的描述，它的用词简洁、逻辑严谨、风格平和，注重对信息的客观说明，我们经常在公告说明、医学客观记录中见到。积极修辞是"歌咏"式或者"抒情"式的描述，其用词生动、结构灵活、细节具体、感情鲜明，带有主观色彩倾向，我们经常在各类文艺作品中见到。

在品牌传播的过程中，我们不仅要注重信息的公信力，做到逻辑清晰，准确无误，还要善于借助修辞之术，让信息生动鲜活，易于理解，具有情与美的说服力与感染力。

以下简单介绍一些方法，以供参考。

## 1. 析字

我们可以根据字的形、音、义，将字进行组合或拆分。李白《永王东巡歌》中的"长风挂席势难回，海动山倾古月摧"，就是将"胡"字析为"古""月"二字，寓意击败胡虏。鲁迅在《且介亭杂文》提到的"且介"，是将"租界"两字去其半形，暗示居住在半租界里的亭子间。

## 2. 藏词

为了使语境更加简洁，我们可以将熟知的词语进行分割，只选用其中的部分。苏东坡在《再谪惠州》中感慨："令阁方当而立岁，贤夫已近古希年"，隐藏"三十而立"和"七十古稀"两个词语的前半部分。

## 3. 反复

为了强调某个语境或者突出某种情感，我们可以把词语或者句子进行重复使用，以抒发强烈的情感，并可以区分段落层次，增强语言的节奏感。柯岩在《周总理，你在哪里》中写道："我们对着高山喊：'周总理——'山谷回音：'他刚离去，他刚离去，革命征途千万里，他大步前进不停息。'我们对着大地喊：'周总理——'大地轰鸣：'他刚离去，他刚离去，你不见那沉甸甸的谷穗上，还闪着他辛勤的汗滴。'……"在这其中，反复写道"他刚离去"，表现出人们对周总理的不舍和思念。

## 4. 对偶

为了增强语境的美感，便于记忆，我们可以把字数相等、结构形式相同或基本相同、意义对称的短语或句子排在一起，表达出相似、相近、相补、相衬的美感。比如，"勿以恶小而为之，勿以善小而不为"。

## 5. 排比

为了突出气势和情感，我们可以将三个或三个以上结构和长度相同或相似、语气一致、内容相关的短语和句子排列起来。使语句的节奏感更强，条理性更好。《孟子·公孙丑上》中阐述人性时写道："无恻隐之心，非人也；无羞恶之心，非人也；无辞让之心，非人也；无是非之心，非人也。"四个排比句让人过目不忘。

## 6. 顶真

为了让语句更加流畅、主题更加突出，我们可以将句子的结尾作为下一句的开头，使邻接的句子头尾蝉联，从而具有上递下接的趣味。《管子·治国》中写道："民事农则田垦，田垦则粟多，粟多则国富。国富者兵强，兵强者战胜，战胜者地广。"一气呵成，读来令人深思。

## 7. 比喻

为了让语境生动传神，我们可以发挥想象力，通过明喻、暗喻、借喻等形式，用一种事物来指代具有类似特征的另一种事物。

## 8. 借代

当不便直接说出人或事物的名称时，我们可以借用和该人或该事物密切相关的人或事物的名称。借代可使语言形象鲜明，避免直白无趣，还可使语言简练、含蓄。刘禹锡在《陋室铭》中写道"无丝竹之乱耳，无案牍之劳形"，其中，用"丝竹"代指音乐，让作品更多了一份儒雅的美。

## 9. 映衬

为了突出语境中主人翁的形象，我们可以将人、物、事放在特定的背景下，用相关的或相反的事物进行烘托。安徒生在《卖火柴的小女孩》中写道："天冷极了，下着雪，又快黑了。这是圣诞节前的最后一夜——平安夜。"冰天雪地里的凄冷环境让人不由自主地对小女孩产生同情。

## 10. 双关

在特定的语言环境里，我们可以利用词语的多义或同音等条件，让语言表达具有双重意义，传递言外之意和弦外之音。刘禹锡在《竹枝词》中写道："杨柳青青江水平，闻郎江上踏歌声。东边日出西边雨，道是无晴却有晴。"其中的"晴"不仅指天气，还指心中难舍的感情。

## 11. 引用

为增强语境的说服力，我们可引经据典，用成语、诗句、格言、典故等来提高语言的表达效果，并使语言精练典雅，富有启发性。

## 12. 仿拟

为了增加语言的吸引力，我们可以将人们所熟知的成语、流行用语、名言名句等进行仿词、仿语、仿句、仿体、仿调的修改，从而产生幽默或讽刺的效果。比如，抽油烟机商家将"不食人间烟火"仿拟为"专食人间烟火"，让人眼前一亮。

## 13. 通感

为了丰富语境的体验感，我们可以在描述事物时，将人的听觉、视觉、嗅觉、味觉、触觉等不同感觉挪移转换，提高表情达意的生动性。《水浒传》中描写鲁提辖三拳打死镇关西的精彩场面就是典型的通感运用。

## 14. 比拟

为了寓情于物，借物抒情，我们可以把物拟作人或把人拟作物，让语境更加丰富。徐志摩在《再别康桥》中写道，"那河畔的金柳 / 是夕阳中的新娘 / 波光里的艳影 / 在我的心头荡漾"，将柳树拟人为新娘。

## 15. 夸张

为了增强语势、渲染气氛、突出特征，我们可以对人或事物的形象、特征、作用、程度等进行放大或缩小。李白在《夜宿山寺》中写道："危楼高百尺，手可摘星辰。不敢高声语，恐惊天上人。"用极其夸张的手法，形象地写出了寺庙的高。

## 16. 设问

为了强调自己的观点或表露情感，吸引更多的关注与理解，我们常常明知故问，引发对方的思考，激起对方探究的兴趣。设问不仅可以起到提醒和承上启下的作用，还可以增强说服力。鲁迅在《生命的路》中写道："什么是路？就是从没有路的地方踏出来的，从只有荆棘的地方开辟出来的。"一问一答，引人深思。

### 【链接】

-----------------------------------------------------------

**西安交通大学第一附属医院怎样把漫长的手术记录得令人拍案叫绝**

一天下午，西安交通大学第一附属医院收治了一个不幸遭遇车祸的年轻男子。该男子盆骨骨折、右脚骨折伴足背软组织缺损、尿道断裂，如果不及时手术治疗，这名小伙子很有可能截肢。骨科医生紧急治疗后，把伤者送到医院整形美容•颌面外科进行右足部修复手术。手术历时18个小时，多个团队密切配合，最终保住了小伙子的这条腿。

如何把这台手术记录下来，配合医院的品牌宣传工作？如果按常规思路，对此事的新闻报道里会充满了解剖学名词和手术术语，强调手术难度和专家们的技艺精湛。这样做，读懂这篇报道的人不会太多，传播的人也不会太多。

负责撰写稿件的贾晶博士有一个想法：要让读者能切实感受和体验到这18个小时的不易，可以用修辞之术让枯燥的手术记录生动形象起来。

文章一开头，她就形象生动地展现了当时的危急情势："外露的骨头，就像戈壁滩上的石块，坚硬而脆弱。骨头常规是不外露的，因此难以直面外界残酷的环境。若任骨头自己对抗，将面临感染，感染随着骨头向整个右足、右侧小腿、右大腿蔓延，最终结果将是截肢！！！而他，才30岁。"

接下来，她继续利用比喻等多种修辞手法，把高精尖的手术过程用大白话讲解出来，让人一读便懂："需要用肌肉覆盖骨头，这个过程就相当于在地上培育土壤；为了让肌肉成活，需要接通血管，这就像为了土地能长庄稼，需要开辟水渠、撒上肥料。之后，便是移植皮肤。如果肌肉血运良好，皮肤就能存活良好。而这其中，最重要的、难度最高的过程，便是接通血管。

"……显微镜下，何林医生悬空不抖的手穿针引线，完成了动静脉吻合。我们都以为，手术要结束了……然而，静脉血运不好，呈栓塞状。继续，热盐水热敷，希望痉挛缓解，热能转化为动能，血液流起来！然而，天不遂人意。何医生毅然决定，打断静脉重来。再次吻合后，可怕的前一幕重现。再次去除血栓，重新吻合，再次血运不佳。其中，最后一次吻合后，管腔内血栓长达约10厘米。静脉血流不佳和血栓形成了恶性循环，何医生只能继续往上追踪，寻求血流动力更好一些的地方。凌晨3点，供区静脉血流良好处出现，但此时，供区原本长度充足的血管蒂已明显不足。桥接是目前仅有的选择方案。所以，要取身上浅表的静脉。考虑到右足毁损伤，大隐静脉恐怕不是第一选择。何医生团队选择了未建立静脉通道侧前臂的头静脉，然而，管腔内满满血栓，已不适合桥接。此时已经凌晨4点，一直活性良好的动脉不再搏动了，血运也不见了！！！真是屋漏偏逢连夜雨。"

　　一句"我们都以为，手术要结束了"吊足了大家的胃口；一句"天不遂人意"，让人立即感受到了这场手术的艰难不易；一句"真是屋漏偏逢连夜雨"也让人揪起了心，与医务人员一同担心和焦急。没有冰冷的平铺直叙，病情的复杂、手术的艰难、医生的不易跃然纸上。

　　随后，她笔锋一转，将讲述从手术台上的伤者转到了医者身上："疲倦游走在手术间的每个角落，何医生过于疲倦，手已经略微发抖。而此时，放弃占据了大脑。何医生问了句：'现在怎么办？'助手默默接了句：'放弃吧，血管条件太差了。'他没接话。应该是要最后一搏吧，他切取了右踝大隐静脉。而此时，奋战太久的护士、麻醉师、其他医生，都满眼血丝，掩不住的疲惫。清晨6点多，动静脉均桥接成功，血运良好！！！"

　　读到此处，每个人都深刻感受到：一台手术就是一个没有硝烟的战场，考验的不仅仅是技术，更是医者的毅力和良知。每个人都在心中给这名为伤者不懈努力的医者点赞，为患者能遇到这么好的医生而感到庆幸。

　　这篇文章高明之处不仅仅是对手术的精彩描写，更有对医者如实、细腻的白描："早晨9点，何医生还在手术室，眼神有点涣散，有气无力地坐在手术台前。问他怎么能坚持那么久不放弃，他悠悠地说：'什么事都不能轻易放弃，一丝希望也要尝试，那是病人的一条腿。'"

　　一台可能在外人看起来平淡无奇的寻常手术，就这样被写得惊心动魄，让人记忆深刻。朴实无华的大白话加上运用自如的修辞之术，让这篇冰冷的手术记录读起来舒服自然，让读者对医生的敬佩无须多言，对医院的品牌更多一分信赖。

-----------------------------------------------------------------

# 三、高明的语境，能让大家情投意合

## 1. 营造语境要迎合公众的心理

成功的医院品牌运营者善于把握品牌传播对象的心理。

### （1）传统心理

仁、义、礼、智、信、忠、孝、悌、节、恕、勇、让等是国人世代传承的传统心理，符合重情守义、和谐仁爱的道德倾向的医院品牌更容易获得公众的认可和信任。

### （2）尚美心理

在听觉和视觉上，公众偏爱张弛有度的语音和节奏、精美的构图和画面。舒适的感官体验能带给人心理的愉悦，语境的美感拉近了人们和品牌的心理距离。

### （3）权威心理

有影响力的专业人士对医院的认可和推荐会缩短公众对医院品牌的推理求证时间，借用名人效应来构建品牌语境，能消除公众对医院品牌的陌生感与警惕心理。

### （4）从众心理

个体容易受到周边人群的影响，在认知判断和行为选择上表现出符合公众舆论期望或多数人行为的取向。

### （5）好奇心理

对新生事物和未知领域的探究欲使公众主动寻求品牌信息，获得知识满足和心理补偿。在语境营造中制造悬念，给公众留下想象空间，能促使公众主动接近品牌。

### （6）恐惧心理

人本能会恐惧疾病、痛苦、死亡。在语境中强调医院对这些恐惧符号的消除，能够缓解人的焦虑，增强其对品牌的依赖感。

### （7）锚定心理

人们在选择时容易受到第一印象的影响，产生先入为主的预估预判。这种主观判断会成为公众选择医院的思维向导。

## 2. 营造语境要注意角色互换

品牌认知离不开沟通，沟通离不开语境，只有从品牌传播对象的角度出发，给予其心理上的尊重与满足，才能得到其信任。

### （1）注重个性塑造，避免生硬无奇

个性化的语境表达会带给公众耳目一新的感官及心理体验，形成品牌差异。具体而言，就是要善于将枯燥的符号进行形象化解读和画面化表达，在公众脑海中形成鲜活的图像记忆；要注重公众的心理感知，将品牌传播的内容轻松化，让公众在语境里感到心灵的放松愉快，从而让医院的品牌形象更清晰。

### （2）注重美学体验，避免低质恶俗

品牌是医院价值观的体现，在语境要素的搭配组合中，其表现手法、演绎形式都须符合公众审美的标准，满足公众对品牌的美学期望。要善于借鉴传统文化的优秀成果，结合信息技术和流行文化元素

进行语境营造，给人赏心悦目的品牌印象。

### （3）注重感情诉求，避免枯燥灌输

语境是情感的交互，构建语境是为了更好地说服公众。说明书式的语境虽然客观直接，但单一、枯燥的形式很难打动公众的心扉。只有将公众的关注点与医院品牌的特点相结合，用其易于理解的表达方式和结构，提高语境的感染力，才能得到其心理认同。

## 3. 语境要引发公众的情感共鸣

语境构建并不只是文字语句的结构搭配和内容叠加，而是对公众的感受加以诱导，让公众对医院品牌在情感上产生共鸣。

### （1）善于把握倾诉之妙

要注重公众的心理感受，少用灌输、强调等命令性的语气，善用各种修辞手法，让语境更具有感染力，引发公众的情绪变化，产生情感共鸣。

### （2）善于把握节奏之美

要保持语境节奏的流畅适宜，避免单调乏味，让公众感到舒适，才能增强品牌的说服力，使之入脑入心。

### （3）善于把握视听之味

视听元素的生动性和形象性，使公众能够更加直观地接触到品牌信息。随着多媒体技术和数字信息技术的进步，对视听元素的应用成为语境构建的亮点。通过视频、音频的再现创作，或与数字虚拟成像技术结合，可以实现品牌的场景化、可视化，吸引公众关注。

### （4）善于把握互动之道

要从公众的思维出发，在语境中添加有趣可见、有情可及的互动环节和互动元素，增强语境的沉浸性和品牌的代入感，才能建立起与公众亲密可信的品牌关系。

## 【链接】

------------------------------------------------------

### 一部片子，让武汉大学中南医院火了

有一部叫作《生门》的纪录片，讲述发生在武汉大学中南医院产科的故事，不到两年点击量累积破亿，获得一片好评。

可是当你打开这部纪录片，第一眼看到的是粗糙的用光、不讲究的构图、晃动和对焦不准的镜头，听到的是蹩脚的普通话……这样的片子为什么火了？因为有高超的语境构造，让人在不经意间被吸引、被感动、被说服。

这里，我们选取其中一个故事，略作说明。

夏锦菊32岁时怀上了二胎，因为经历过一次剖宫产，她的胎盘顺着手术切口一直长到了子宫外面。这是让产科医生闻之色变的凶险性前置胎盘，极易导致剖宫产术中难以控制的大出血，威胁孕产妇的生命安全。当地医院不敢接收，她慕名辗转来到武汉大学中南医院保胎。在病床上，她一躺就是4个月，巨大的压力让她身心困倦。可在众人面前，她依然说说笑笑，满脸期盼地等待宝宝降生。尽管小心翼翼，最坏的事情还是发生了：在手术台上取出孩子的一瞬间，她开始大量失血。身高只有1.4米、体重只有34千克的她，每分钟出血达到500毫升，性命危在旦夕。为了保住这位年轻妈妈的生命，产科李

家福主任在手术室外对夏锦菊的父亲说："你同意切她的子宫我要切，不同意我也要切。"可当夏锦菊再一次哀求他保留子宫的时候，李主任犹豫了。"医生你再努力一下，我今年只有33岁。"一向果敢坚决的李主任轻轻叹息，他理解夏锦菊的心思，他决定尽最大努力来成全这位年轻妈妈的心愿。

刺耳的警报声突然回荡在手术室里，仪器上的心电图化为直线，夏锦菊休克了。对所有的医生来说，病人在手术台上心跳骤停，都是噩梦。那一瞬间，李主任额头冒汗，来不及犹豫片刻，他立即实施心肺复苏，直到夏锦菊心跳恢复。

谁都没料到，夏锦菊随后又突发了一次休克，情况变得十分棘手。

李主任与同事来到走廊，告诉夏锦菊的父亲要做好心理准备，可能要迎接最坏的结果。刚才还沉浸在抱外孙喜悦中的夏锦菊的父亲顿时呆若木鸡。沉默之后，他提出要见女儿一面。那一刻，望着手术台上生死未卜的女儿，他感到前所未有的无力、撕心裂肺的痛。从手术室出来后，这位父亲瘫坐在椅子上，忍不住掩面大哭。

在所有人都感到绝望的时候，李主任沉默不语。他计算好每一个动作的时间，以最快速度往夏锦菊肚子里填进纱布，终于堵住了血流。从鬼门关被拉回来的夏锦菊输血超过20000毫升，相当于全身换血四遍。在夏锦菊转入ICU后，李主任整整三个晚上都陪在她的身边。困了，和衣而睡。夏锦菊一有动静，他就立刻惊醒，随时观察治疗。这一切，夏锦菊浑然不知。当夏锦菊转危为安后，李主任感慨万千地对她说："这辈子我忘不了你，你也忘不了我。"在出院的那天，夏锦菊特意穿上喜庆的大红色衣服，恍如隔世。她说："李教授是我的再生父亲。我觉得自己的每一天都是赚来的。我一定要过好每一天，没什么好计较的。"

每一个镜头都没有刻意描绘医者的高超医术和仁心，只是真实记录下惊心动魄的抢救细节，烘托出充满无奈却永不放弃的医者，以及藏在内心不轻易言语的爱，却打动了我们的内心。

这样细腻精准的表达，将医生、病患与家属置于同一语境之中，在看似简单的剪辑里，真实地反映出属于这个时代的价值底色和道德温度。这就是《生门》能从众多纪录片中脱颖而出的原因，这就是这所医院能够有口皆碑的奥妙。

---------------------------------------------------------

# 06

## 传播：

推广医院品牌的
游戏规则

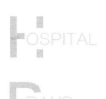

　　不尊重品牌传播的规律，不熟悉品牌传播的方法，手里拿到再好的牌都只能被浪费。掌握品牌传播的游戏规则，是每一位从事医院品牌工作的朋友需要认真对待的必修课。

# 一、品牌传播是一门技术活

## 1. 品牌传播走过的六个阶段

　　我们每个人其实都是传播者，传播行为是我们通过符号向他人或团体表达态度、传达情感、交流观点、对信息进行共享和互动的有意识行为。

　　在人类文明的前行道路上，我们走过了口语传播、文字传播、印刷传播、电子传播、互联网传播、融媒体传播等六个阶段。

### （1）口语传播阶段

　　20多万年前，人类拥有了语言能力。为了便于交流，人们将声音与周围的环境事物相联系，抽象为能够表达复杂含义的声音符号，通过口语进行信息传播。这种传播方式亲切、高效，成为一种非常便捷的传播手段。

### （2）文字传播阶段

在长期的摸索实践当中，人类逐渐发明了各种文字，学会了用削尖的芦苇秆或木棒等工具在泥板、龟甲、竹片、木块、石头等载体上记录和传播信息。文字的发明打破了口语的时空限制，使信息传播从内容到形式都更为丰富，还能把信息长久地保存下来。

### （3）印刷传播阶段

印刷术的发明打破了精英阶层对信息的垄断，让信息传播走入寻常百姓家。明朝中期，从事印刷的书坊就已经遍布全国各地，他们除了刊刻图书之外，还印刻了大量的商品信息，对品牌的传播和经济的繁荣产生了巨大的推动作用。1833年，本杰明·戴在美国创立《纽约太阳报》，提出"照耀所有人"的口号，将报道的重点由政治转向社会民生和娱乐，以品牌广告为收入，每份报纸售价仅一美分或一便士，让品牌传播的对象不再限于特定的阶层或群体，而是分散的、异质的、不定量的普通民众。

### （4）电子传播阶段

在工业革命的推动下，信息传播技术发生了翻天覆地的变化，电话、电报的发明，让人类实现了将信息进行远距离、快速传播的梦想。1888年，路易斯·普林斯为朋友们放映了自己拍摄的《朗德海花园场景》，使人们开始意识到品牌可以进行可视化的传播。1925年，约翰·洛奇·贝尔德在伦敦的一家小商店向公众展示了他发明的电视机。1929年，贝尔德C型电视机开始量产，电视开始成为品牌传播的重要舞台。

### （5）互联网传播阶段

随着人类活动范围的扩大和思维的解放，人们不再满足于固定的、单一的品牌传播方式和渠道，对品牌传播的内容和时效性更为挑剔，对品牌传播的平台和工具提出更高的要求。1994 年，美国电话电报公司率先在互联网上进行品牌宣传，结果大获成功，由此开启了丰富多彩的网络品牌传播时代。与传统传播手段不同，网络传播打破了以往传播形式的时空界限，以传播范围的全域性、传播速度的瞬时性、传播内容的海量性、传播过程的交互性、信息利用的便利性为人们带来了一场传播革命。

### （6）融媒体传播阶段

近十年来，随着通信基础设施的日益完善，移动通信的成本资费迅速下降，人们对信息的海量需求被全面释放，在此背景下，将广播、电视、报纸、传统互联网、移动互联网整合为一，以"资源通融、内容兼融、宣传互融、利益共融"为特征的融媒体技术成为大势所趋。万物互联，使品牌传播实现了天地一体化、数据个性化、交互实时化、应用全景化，提高了品牌传播的效率和渗透力，为品牌价值的提升开辟了新的空间。

## 2. 品牌传播要掌握的五种类型

无论技术如何迭代升级，花样和噱头如何翻新，品牌传播始终在人内传播、人际传播、群体传播、组织传播和公众传播的五种类型中，遵循着相应的游戏规则。

**（1）人内传播**

　　人体其实是一个完整的传播系统，我们的行为受大脑的控制和刺激－感应机制的主导，当身体受到某种信息的刺激时，必然会引起生理和心理上的特定反应。我们的感官系统、神经系统是我们接受和处理信息的装置，我们的语言、动作、表情是我们对信息的反应。美国信息学者克劳德·香农和韦弗认为：信息由熵和冗余构成，传播的过程就是将信息从信源发出，通过发射器编码加工为信号，在噪音源的干扰下通过某种渠道传递给信宿，由信宿通过接收器进行解码分析的过程。信息在人体内进行传播的过程就是刺激－感应的过程，信息来自于人体内外环境的刺激，信源和信宿均是大脑，发射器和接受器是感官和神经系统，噪音源是我们的认知和对外部环境的感知，个人认知水平的高低和生理机能的灵敏程度决定了传播的效果。人内传播的过程可以用香农－韦弗传播模式描述（见图6-1）。

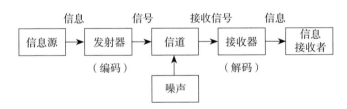

**图 6-1　香农 – 韦弗传播模式**

**（2）人际传播**

　　人是社会的动物，免不了和他人打交道。人际传播是个体与个体之间的信息交流，每个人既是信息的发出者，又是信息的接收者。在人与人的交往过程中，我们分享和交换着知识、情感、观念，逐渐积累彼此之间的认知，形成互相影响、互相作用的传播网络。在人际传播关系中，人与人之间的相互认知是决定传播效果的基石。美国传播学者韦斯特利和麦克莱恩认为：传播者会有意识地采集、编辑信息，为媒体提供素材，媒体对这些信息进行筛选加工后传播给受众，引导受众和传播者产生互动。在此过程中，媒体和受众都能对传播者施加影响，促使传播者不断调整传播的内容；受众也可以对媒体反馈意见，促使媒体不断调整传播的方式。人际传播的过程可以用韦斯特利 – 麦克莱恩传播模式描述（见图 6–2）。

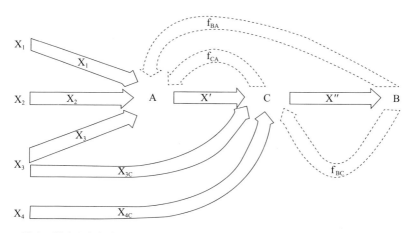

X= 社会环境中的任何事件或事物　A= 传播者　B= 受众　C= 媒体
$f_{BA}$= 受众给传播者的反馈　$f_{BC}$= 受众 B 给媒体的反馈　$f_{CA}$= 媒体对传播者的反馈
X'= 传播者为发布信息做出的选择　X"= 媒体为受众传递编辑加工过的信息
$X_c$= 大众对社会环境中的事件或事物的观察

**图 6–2　韦斯特利 – 麦克莱恩传播模式**

**（3）群体传播**

群体成员在由共同的利益、观念、感情等因素连接成的集体中，为了消除对自己和对环境的不确定性，会按照一定的聚合方式，在一定的场所进行信息传播，以此将群体共同目标和个人协作意愿进行连接。在群体传播过程中，个体会受到群体其他成员在价值观、文化程度、社会观念、兴趣受好、心理特征等方面的影响，同时受到群体意识和群体规范的调节和制约。美国研究社会学的赖利夫妇认为：在传播的过程中，传播者和接受者的心理和动机都会受到各自所属群体的影响，在各自内部的信息交流中，传播者会根据所属群体其他成员的意见去采集制作为他们所认可的信息，接受者会参考所属群体其他成员的意见去选择和理解相应的信息。群体传播的过程可以用赖利夫妇的传播结构模式描述（见图 6–3）。

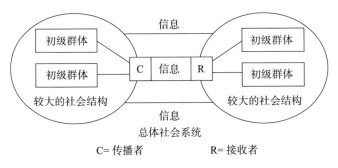

图 6-3　赖利夫妇的传播结构模式

（4）组织传播

组织成员为了实现组织目标，消除组织成员及组织对自身环境的不确定性，增强组织成员对组织共同目标、利益、价值观念的认同，会通过下行传播、上行传播、平行传播的方式，在组织成员之间、组织内部机构之间进行信息传播。组织传播对于稳定组织成员、应对外部环境、维护和促进组织的生存和发展都有着重要的意义。信息在组织成员之间的传播，可以协调组织内部的行动，提升管理效率，优化外界对组织的认知。"传播学之父"威尔伯·施拉姆认为：在组织内部，传播是依照工作流程或个人感情以组织或部门名义进行的逐一传达，组织内的职能分工和流程结构是传播的基础。组织传播的过程可以用施拉姆大众传播模式描述（见图6-4）。

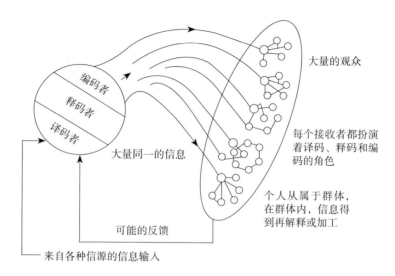

大量的观众

每个接收者都扮演着译码、释码和编码的角色

个人从属于群体，在群体内，信息得到再解释或加工

编码者

释码者

译码者

大量同一的信息

可能的反馈

来自各种信源的信息输入

**图6-4　施拉姆大众传播模式**

### （5）公众传播

所谓公众传播，是指传播者利用报纸、杂志、书籍、广播、电影、电视、网络等公众化媒介，以技术手段进行大量生产、复制后，以公开的方式向社会大多数成员传播信息，借以影响公众的信念、情感和行为选择。德国学者马莱茨克认为：公众传播是各种社会关系的群集和总和，无论是传播者还是接收者的行为，都是在多方因素相互集结、相互作用的"社会磁场"中进行的，这些因素既包括传播者和接收者的性格、形象、组织背景、社会环境等制约传播者与接收者的因素，也包括信息的内容质量、渠道方式、媒体形象等制约媒介与信息的因素，这些因素相互交织、相互集结，传播的效果通过这些因素的互动来体现。公众传播的过程可以用马莱茨克大众传播模式描述（见图6-5）。

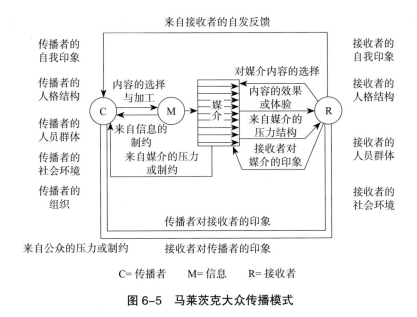

图6-5 马莱茨克大众传播模式

# 二、医院品牌传播必备的八个要素

品牌传播是一个完整的信息传递链，包括八个要素。

## 1. 传播者

医院品牌的持有者是品牌传播的主体，法人代表是医院品牌传播的第一责任人。医院品牌运营部门经授权分工，负责医院品牌传播的策划实施和效果评估，对医院品牌传播负有组织责任。医院员工及其亲朋好友、患者及其家属从个人利益诉求出发，或主动或被动地参与品牌传播，也是传播者的重要组成部分。

## 2. 受众

接收到医院信息的特定对象或群体即为受众。受众所处的语境、认知理解能力、价值观念影响到信息接收和利用的效果。随着公众参与社会事务意愿的增强和信息处理能力的提高，受众和信息传播者的界限已经模糊，受众既可以是信息的接收和处理者，也可以是信息的生产和传播者。在融媒体传播环境下，受众已经从被动接收的信息从属者转变为主动参与的建设者。

## 3. 信息

信息是品牌传播者意图传递给受众的具有区别性的品牌特征和带有目的性的内容，反映出医院的价值理念、运营状态、服务质量、学科实力、公共关系等。信息的传播效果受到传播时机、表达形式、传播载体、传播路径、传播效率的影响。

## 4. 编码

品牌传播者将医院欲发布的信息编辑加工为文字、图像、音频、视频等视听表达符号，借以提高信息传播的效率和覆盖率，这一过程即编码。在编码时，传播者会根据外部客观条件和个人主观判断对信息进行定义和抽象，选择最有利的表达方式。传播者的决心意志、思维方式、知识结构、人格魅力决定了编码的效用和取向。

## 5. 媒介

媒介是能够采集存储、加工发布信息，具有公共影响力的各类传播途径及相关机构的统称。随着信息传播技术的进步，媒介本身也已经成为信息的一部分，医院或个人可以通过公共渠道和平台进行信息的生产和传播，成为具有媒介作用的自媒体。

## 6. 译码

译码是受众对接收到的信息结合相关语境进行解读分析，理解相关意义的过程。医院的品牌信息能否被受众完全理解并接纳，与受众的知识文化水平、对医院品牌的好恶程度、个人情绪和诉求、所处环境等有关。译码的过程就是传播者和接收者之间意义互现的过程。

## 7. 反馈

在品牌信息传播的过程中，医院和受众之间始终在相互求证、相互影响、相互作用，这种互动就是反馈。医院依据受众的特点和健康需求，对传播的内容、发布的媒介、表达的形式、传播的策略进行动态调整。受众根据接收到的信息对医院品牌进行解码判断，以作为就医行为的参考，并通过一定的方式及渠道让医院和媒介感知。这种互动分为正反馈和负反馈，是医院品牌与受众加强联系的主要形式。

## 8. 效果

品牌传播者依据医院品牌战略的需要，在品牌传播的过程中或传播完成之后，对策划方案、实施收效、受众反应、投入产出比等进行定性或定量的评估。品牌传播效果可以通过医院效益效率指标的变化、第三方评价等反映，也可以由医院通过设定评价参数、构建数据模型进行评估。

# 三、医院品牌传播常用的五种方法

传播是有章法的。医院品牌传播一般会用到以下五种方法。

## 1. 名人证词法

品牌传播者让拥有一定知名度或有一定群体代表性的人通过媒介渠道，对某种观点或产品进行公开的、带有倾向性的评价，以此影响受众对品牌的判断。明星广告代言、名人站台、专家背书等就是这种方法，名人的证言有助于增加品牌的可信度。

## 2. 平民百姓法

品牌传播者借用民众的名义和口吻传播某些观点，让受众相信其观点是正确的，因为这些观点是普通老百姓的想法。各种行业报告、用户调查报告、民意测试结果、品牌排行榜使用的正是这种方法。

## 3. 光环效应法

品牌传播者将品牌与好的字词联系在一起，借助后者的力量，让受众接受或赞同该事物。一些品牌的宣传语强调"原产地""古法酿制""天然"，其实就是借助这些词汇的定性，让受众信任他们的产品。

## 4. 从众心理法

品牌传播者往往利用受众的从众心理，试图让其相信：我所属团体的所有成员都正在接受他的方案，因此我必须跟随大家的脚步。某商品"十万中国家庭都在用"、某品牌是"千万医护人员的选择"之类的宣传，就是希望受众在群体压力的驱动下，选择相信并接受他们的品牌。

## 5. 转移法

品牌传播者将受人尊敬的权威、有着良好信誉的品牌转移到自己的品牌上，使后者更易为受众所接受。某人是"当代华佗""白求恩式的好医生"等，就是对此方法的应用。

【链接】

------------------------------------------------

### 郑州人民医院把枯燥的宣传片拍成了爆款片

郑州人民医院不仅是一所历史悠久的三甲医院，更是一所重视文化建设、提倡"仁爱、奉献"的明星医院。这一天，医院工会的小马接到了一个任务：要在春节前创作拍摄一部反映医院悠久历史、深厚文化、先进技术、优质服务的品牌形象宣传片。有什么办法，能让一本正经的单位形象宣传片火起来？小马想到了一个办法：换一种品牌传播方式，用音乐包装品牌形象，用流行的元素和歌声把诚意唱出来，用精致的构思和画质把诚意亮出来。她瞄准了当时正火爆的一部电视剧，这部片子的主题曲优美动听，正在网络上疯狂传播。

在她的带动下，病理科姜主任一夜巧思，把医院的品牌形象浓缩到改编的歌词里："杏林春暖细诉，悬壶一济风流，纵饮烟波一江愁，危难显身手；此生医海泛舟，无意却又相逢，妙手仁心被清愁，共年岁可留；昨夜雨疏风骤，无影灯下凝眸，试问医者心，却道此情悠悠，知否，知否，应是健康相守。"

歌词出来后，小马拉着血液透析室的护士一起录好了小样，听过的人都竖起大拇指。可一部优秀的形象宣传片光是好听还不行。要能在网络上火起来，必须切合大众文化的流行线，挠准网友的兴奋点。怎么做呢？一个大胆的想法冒了出来：玩穿越！用三个时空穿越的情感故事来吸引大众，用这种好看、好玩的方式来展现医院的人文底蕴。创作团队把思路向医院领导做了汇报，医院领导很快拍板同意。

几经修改，拍摄剧本最终出炉。为了拍好这部片子，医院领导主动带头申请客串，全院上下动员，众志一心。创作团队精雕细琢，对每一个动作和细节反复考量，对每一帧画面从构图到布景都细细考究。

这部形象宣传片推出后，很快在人们的惊赞之间刷屏，各路媒体平台纷纷转发，不到三日就成为当年全国医疗圈子里的爆款。

品牌传播只有敢想敢做，才能把理念传递给公众，让公众对医者有更多的理解、更多的信任。大胆去闯，一定会有收获。

-----------------------------------------------------------

## 四、医院品牌传播的五个原则

### 1. 品牌传播的其实是"偏见"

医院品牌涉及医院的方方面面，具有丰富的内涵和外延，这使得医院品牌传播者无法通过足够的媒介渠道和信息编码进行全方位的展示。在激烈的医疗行业品牌竞争中，受众也无法对海量的品牌信息保持持续的关注热情。因此，医院品牌传播者需要对信息进行有针对性的筛选，有重点、有计划地发布。品牌传播的目的不是描绘医院的全貌，而是建立医院在受众心目中的良好认知，是带有倾向性的目的诉求。

## 2. 品牌传播的重点是价值观传播

通常情况下，多数人依据自己对医院品牌的好感程度进行自主判断，这种认知来源于个体对医院品牌的感性积累，是通过长期点滴、琐碎却触手可及的品牌植入形成的品牌印记，是受众与医院在价值观上的契合。只有获得受众对医院价值观的认同，医院品牌传播才具有说服力。

## 3. 品牌传播的形式和内容同等重要

信息只有被关注和解读，才能发挥出效用。在信息超载的当下，每天都有海量的品牌信息被源源不断地生产和传播，大量同质化的信息在传输中被选择性忽略。关注于形式的噱头会陷入流量为王的低俗陷阱，偏重于内容的专业会落入孤芳自赏的窘境。只有那些能快速激发受众兴趣的信息标题，符合受众心理需求和审美标准的表达风格，能够被个体的知识结构轻松解码的内容才能获得受众的关注，只有契合受众价值取向的信息才能得到积极的正向反馈。

## 4. 品牌传播的关键点是降噪

信息在传播的过程中会因为各种外部因素而添入并非传播者主观意愿的多余信息。这种类似于噪音的信息会对受众造成干扰，分散其对品牌信息的注意力，增加其对信息的解码难度，影响其对品牌信息的理解。品牌传播的关键就是采取各种措施防止信息冗余，降低信息噪音，保持信息的纯度和完整，聚焦品牌传播的目标。

## 5. 品牌传播的魅力在于互动

信息的传播过程就是传播者和受众不断交流反馈的过程。信息求证方式和渠道的多样化让受众不再轻信于单向的灌输，他们会在验证核实信息后，依据个人的判断推理，进行选择性理解和记忆，因此，说教式的品牌传播已经无法打动人心。受众既是信息的接收者，也是信息传播的参与者，要想调动受众参与品牌传播的积极性，就需要拉近受众与医院品牌的关系，找到受众与医院的利益共同点，通过开展相关的活动，提升受众与医院品牌建设的参与感，在与受众的良性互动中，将受众变成医院品牌传播的共建者。

## 【链接】

### 唱一首歌，柳州市妇幼保健院的患者满意度增长 13%

柳州市妇幼保健院是一所三级甲等妇幼保健机构。和很多医院一样，医院曾经在品牌宣传上耗费重金，但效果微乎其微，因为他们所在的地方太"神奇"了：柳州市域内有壮族、汉族、苗族、侗族、瑶族、回族等几十个民族，少数民族占全市总人口数的一半以上。各少数民族老百姓文化习俗各异，普通话普及程度较低，以至于传统的品牌维护途径和手段很难收效。怎么办呢？唯有"接地气"，才能让品牌获得更多人的认同。医院决定结合本地文化特色，创新性地采取本地老百姓最容易接受的方式进行医院品牌推广：对山歌。

医院在全院医护人员中选拔组建成一个医院艺术团。他们利用业余时间到各村各寨采风，收集了 23 首各族老百姓喜欢的山歌曲目和 12 支风俗舞蹈。回来后，他们把这些歌舞进行了精心改编，采取对山歌中一问一答的形式，使用各民族的语言，将医学知识和医院品牌宣传内容"对唱"出来，进村入户进行义诊巡诊表演。

在歌声里，他们传播健康理念，传播医院品牌。一年下来，诊疗人数同比增长 6.53%，住院手术同比增长 42%，分娩量同比增长 9.3%，患者满意度同比增长 13%。

------------------------------------------------------------

# 五、医院品牌传播的四大核心要义

无论品牌传播的外部环境如何变化、媒介平台如何多元、传播形式如何变化，万变不离其宗，品牌传播最核心的要义其实就是四条。

## 1. 爆款的背后是情绪传播

在信息过剩的当下，枯燥老套的品牌传播方式已经无法获得受众的青睐，只有触动受众的情绪，才能激发其二次传播的欲望。情绪情感是在认知过程中产生的，积极的情绪情感能够对品牌传播发挥促进协调的作用，消极的情绪情感则会给品牌传播带来阻碍。在品牌传播的内容上，我们可以通过情节的设计和修辞手法的巧妙应用，埋入能触发情绪的爆点，引发受众的共鸣。在品牌传播的媒介选择上，我们可以根据传播目的的需要，选择合适的载体和渠道，引导受众的情绪，制造热点话题。

## 2. 有效的传播靠细节把控

缺乏细节的信息会因为过于抽象或粗略生硬而难以被理解。只有对传播内容进行生动的细节刻画、详细的背景补充、丰富的特征描述，才能让其在受众心目中进行快速的形象重建，获得受众的接纳、认可。医疗技术的细节描绘主要包括技术项目的应用背景、国内外行业现状的差异对比、成功案例、医护人员和患者的个体感受。医疗服务的细节描绘主要包括患者的背景挖掘、就诊前后的经历、医护人员的所思所感所为、服务的具体过程、旁观者的评价。医院优秀典型人物的细节描绘主要包括个人的成长经历、影响个人发展的关键事件、亲友评价、患者评价和医患故事。在细节把控中，我们要注重真实性和艺术性的平衡，通过修辞语法的润色，在受众心目中建立认知印记。

## 3. 成功的传播靠医媒关系

医院品牌形象需要借助各种媒介平台和渠道进行发布，依托媒介的社交网络和公众影响力进行扩散。医媒关系不仅影响着医院品牌传播的速度、广度和渗透力度，还能在医院品牌危机处理中发挥放大或缓冲的作用。与所在地区或行业宣传部门、公众媒体、行业媒体、具有影响力的自媒体、社群核心人物或活跃人物建立并保持良好的互动合作关系，是做好医院品牌传播的一项基础性工作。医院需要从营造良好发展环境的战略高度出发，站在媒体的角度给予媒体充分的理解，尊重媒体的个性，了解媒体的需求，给予媒体力所能及的关怀帮助；要畅通沟通渠道，主动邀请媒体与医院进行深度接触，定期组织开展医媒互动活动，及时披露医院有关信息，增进相互理解；要建立媒体激励机制，对关心支持医院发展的媒体进行表彰奖励，提供就医关照和体检等健康服务，做媒体认可的朋友和助手。

## 4. 品牌传播的最高境界是人文思想传播

医院的品牌传播不仅是为了让受众了解医院的医疗服务实力，为其提供健康指导和就医参考，更重要的是让其感受到医院传递文明的信念，体会到医者携手同行、不惧艰险的勇气和信心。在医院品牌传播中融入人文思想，就是在传播的内容和话题设置上，体现出医院以人为本的道义和与人为善的诚意，在医疗质量、医疗费用成本、医疗服务流程上为患者的康愈着想，在人才考评、绩效分配、后勤保障上为医院员工的幸福着想，在发展布局、学科建设、公共服务上为社会的和谐稳定着想；在传播的手法和推广路径上，用符合大众审美、引人入胜的创意，表达出敬畏生命、救死扶伤、甘于奉献、大爱无疆的职业精神素养，传递出医者敢于面对生命挑战、乐于助人的决心意志和大爱情怀，由此获得受众对医者的敬重和对医院品牌的认同。

## 【链接】

------------------------------------------------------------

### 南京大学医学院附属鼓楼医院的医生说了这句话，感动了公众

南京大学医学院附属鼓楼医院（以下简称"南京鼓楼医院"）坐落于古都南京，在国内素有"人文医院"的品牌美誉。

一天下午，刘大爷觉得身体不适，于是独自前往南京鼓楼医院，

没想到在距离医院急诊约 300 米的人行道上晕倒。医院的一位医生正好下班路过，他毫不犹豫地伸出了援手。几分钟后，医院的医护人员推着平板车跑来支援，经过十几分钟的急救，老人恢复了自主心跳。

在急诊室里，老人的心电图结果提示是心肌梗死。紧急之下，尽管老人的家属未能及时赶过来，但医务人员和家属联系并请示过相关负责人后，依然争分夺秒地为老人进行了急诊导管手术，将老人的生命从死神手中成功夺回。

第二天上午 8 点，在医院早交班会上，急诊科王主任简短地向医院领导汇报了这件事，医院品牌运营部门立即意识到这件事情的新闻品牌价值。

不过，医务人员见义勇为的新闻太常见了。如何通过这件好人好事来传播医院救死扶伤、见义勇为的担当精神？如何让大家愿意通过这件事去主动传播医院品牌？

三个字：要好看。

要好看，就要找到与其他类似事件报道不同的切入点。医院品牌运营部门采访了当时参与抢救的几名医护人员，很快弄清了事件的来龙去脉，获得了一个让他们眼前一亮的细节：

导管手术治疗本来需要本人或家属签字才可以进行，但当时老人的家属在电话里对医护人员说最快也需要一个多小时才能赶到医院。如果等家属赶到再做手术，老人的心脏很可能会再次猝停，引发脑损伤，就算抢救过来，以后也可能会成为植物人。正当负责手术的医护人员束手无策时，急诊科王主任说："他的所有责任由我来承担，你们去救吧。"

在医患争议风险极高、患者维权意识极强的当下，作为一名有着多年临床经验的主任医师，王主任非常清楚这句话带来的风险。但在救人和担责面前，他毫不犹豫地选择了救人，把生机带给了素昧平生的陌生人，把风险留给了自己。

这份担当和勇气深深打动了无法立即赶到医院的患者家属，他们在电话里告诉医护人员："你们尽管救，我相信你们！"没有什么比这份担当和信任更能体现品牌价值；没有什么比这份担当和信任更能打动人心！

医院品牌运营部门抓住了这个细节，以此为切入点进行传播。旋即引发巨大反响。

试想，如果不是有了"所有的责任我来承担"这个切入点，这则医护人员见义勇为的新闻就可能像很多类似新闻一样淹没在茫茫信息之中。品牌传播就像打牌：要想赢，重要的不是手里有多少好牌，而是你打算如何出牌。

------------------------------------------------------------

# 六、医院品牌传播的八项绝技

品牌传播的过程是信息交流的过程，也是说服的过程。要增强医院品牌的说服力，有以下八个技巧。

## 1. 将品牌形象光环化

通过政府主管部门或行业协会的评鉴认定，获得政府部门和正规行业协会的资质认证，借助政府和行业协会的权威公信力凸显医院的服务实力。借助权威人士、第三方学术机构、知名媒介、社会组织的评价认可，增加公众对医院品牌实力的好感，提升品牌的影响力。

### 2. 将品牌形象生活化

将医疗服务项目的推广变为健康生活方式的推介，将医疗技术的推广变为健康知识的宣导，将医院形象塑造的重点由体现专业性、权威性的技术特征转为可及性、人文性的服务特征。

### 3. 将品牌形象流行化

紧跟时代潮流，将品牌传播与大众文化融合，借用社会热点事件和知名人物、流行话题的传播热度，增加品牌的话题感。采用流行文化的表达元素和技术，增加品牌的时代感，拉近医院与公众特别是青少年群体的心理距离。

### 4. 将品牌形象聚焦化

分析和提炼医院的文化特色、技术特色、服务特色、学科特色，对医院品牌进行去繁存简的重新定义，将医院的价值理念和品牌特点用精练的语言文字、图像等符号进行概括，通过反复的宣传强调，形成公众对医院品牌的固化标记，当公众见到相应的语句和图像时，能快速地联想到医院的品牌。

### 5. 将品牌形象亲和化

以公众喜闻乐见的方式，将医院品牌塑造成可亲的、幽默的形象。从普通百姓的视野对传播的内容进行通俗化、形象化的解读，降低医学专业知识的理解难度，减少医院形象的高冷感。从维护公众健康权益的角度出发，积极回应公众关切的流行病防控、卫生应急处理等健康热点。

## 6. 将品牌形象个性化

采取差异化的传播手段对传播内容进行话题设置，引导公众参与讨论，建立品牌区分感；采取拟人化的传播方式对医院品牌形象进行性格塑造，放大品牌特点；采取特色化的体验模式，摆脱单一说教的传播模式，打造品牌标签，吸引公众关注。

## 7. 将品牌形象创新化

在品牌认知上，通过对品牌符号的创新，打破公众对医院品牌的固有认识，树立与时俱进的品牌形象；在内容策划上，制造叙事情节的二元对立，弱化医学内容的比重；在品牌关系维护上，放下清高与矜持，以活泼、亲切的人格魅力打动公众，增加品牌形象的活力。

## 8. 将品牌形象公益化

从救死扶伤的角度出发，积极普及医学知识和救护技能。从维护公共利益的角度出发，主动开展健康教育、传染病和慢性病防控、惠民健康服务。从增进品牌好感的角度出发，成立公益团队组织或与外界联手成立相关组织，开展公益活动，提高公众对医院品牌建设的参与感和信任感。

# 七、被人记住的品牌都会讲故事

被大家记住的品牌都有一个共性：有故事。

讲好品牌故事，就是从第三者或者第一人称的视角，采用对话、白描、场景再现等方式，生动地描述与品牌主题有关的事件，突出事件中能够让人产生兴奋感的情节和语言，引起人们的代入感和认同感，让品牌形象在不知不觉中深入人心。

## 1. 要善于打造医院的故事仓库

每天，各式各样的人在医院里来来往往，无数悲欢喜乐在医院轮番上演，为医院品牌传播提供了源源不断的素材。我们要留意收集和整理各类打动人心、发人深省的事例，根据事件本身蕴含的戏剧性情节或情感内涵，分门别类地建立起医院的"元素材库"和"元信息库"。在进行医院品牌传播的过程中，善于将这些事例与医疗技术、服务品质、科室形象推广等内容结合，吸引公众的兴趣和注意力。

## 2. 要关注普通人物的遭遇命运

故事最能吸引人的地方其实是人的遭遇。刻板的、一味高大上的人物描述无法获得公众的共鸣，甚至会引发反感和信任危机。我们既要重点打造医院的名医名家，用以点带面的方式彰显医院在医疗服务水平和技术创新上的成果，也要关注能让人获得更多代入感的普通人物，按照"要展现，不要讲述"的叙事原则，挖掘普通人物的性格特征，关注他们的命运遭遇，以及他们所看到、想到、感受到的人间冷暖，用普通人的喜怒哀乐，让医院的品牌故事多一分亲和力和说服力。

### 3. 要善于以小见大显真情

讲好故事的要诀就是能够见微知著。要善于从小的场景、一两句精彩的对白、细琐的形态动作上捕捉到品牌传播的切入点，从小事入手，让医院的品牌形象更加丰满立体。对于医学案例传播而言，我们更要善于撇开抽象的概念原理和术语，选取那些具有典型意义的个别案例和现象，从第一人称的视角，通过深入浅出的具体描述，让品牌传播生动起来。对于设施设备、专题会议、行政活动等"程式化"内容，我们可以将之关联到具体的事实和个人经历，以此作为突破口，让品牌传播摆脱一成不变的呆板，变得轻松有趣。

### 4. 要讲究叙事技巧增加感染力

为了增强故事的可读性和可信性，我们要注重语言表达的流畅、故事细节的描绘、人物言行的刻画、故事场景的设置、背景环境的交代等，善于采用富有时代气息、充满生命活力的流行词汇，让故事既通俗易懂又生动有趣，让人百读不厌。我们要善于通过故事中人物的观察和感知视角，借他人的视角讲故事，吸引公众的眼球；善于从多个角度阐述观点，让故事主题明确、逻辑严密、情感自然，增加故事的说服力，提高品牌传播的"口感"。

【链接】

------------------------------------------------------------

#### 中山大学附属第六医院的医生真敢说"不"

中山大学附属第六医院（以下简称"中山六院"）是一家学科特

色鲜明的综合性三甲医院。中山六院微信公众号运营团队的小伙伴们戏称自己是"中六君"，他们不甘追随别人的脚步，总想折腾点更加精彩的事情，为的是在名医名院扎堆的百里羊城，让医院的品牌更加为人所服。

这一天，在一大堆通讯员提交的素材中，麻醉科通讯员发来的一则信息引起了他们的注意：

因手术量增加，麻醉科的护士们连续多日加班加点，有人出现头晕、心悸等状况。为此，麻醉科主任在科室的公告板上写下一段"警告"，要求科室同仁注意身体，不要太辛劳："近期连续出现有职工在头晕、明显心悸等状态下坚持加班，在此给予慰问，但不表扬！身体不适时要及时报告同事及上级医生，就地休息并进行初步检查，有不适要进行全面检查，基本恢复后要有家人来接；若家在外地，请本科职工做好照顾工作。"

与传统的科室管理思路不同，这位科主任对勤奋忘我工作的同事不是表扬勉励，而是警告劝诫。看似严厉不近人情，其实是把同事当成自己家里人一样诚挚关爱和深情体恤。这种敢于说"不"的行为，让人为之一敬，也具备了与众不同的新闻传播价值。

中六君找到麻醉科主任，详细了解了这则"警告"的来龙去脉，跟拍了麻醉医护人员的工作场景留作进一步报道的新闻素材，之后拟好新闻宣传稿，通过医院的微信公众号刊发，同时转发本地各大媒体，请他们进行同步推送，联合发声。

果然，这则与众不同的新闻很快引起公众和媒体浓厚的兴趣，白衣天使光辉的形象、医院人性化的管理，因这则敢于说"不"的宣传报道而为人所知，一夜走红。

其实，说"不"，不仅仅是认真的思考，更是不因循守旧，不随大流，敢于突破自我。这也是很多爆款之所以成为爆款的秘密。

------------------------------------------------

# 八、融媒体背景下医院品牌传播的三大策略

在融媒体背景下，品牌传播的方式和内容都发生了复杂的变化：语言个性化更加突出，受众选择更加多元，表现形式更加多样，传播速度更加快捷。在这种情况下，医院品牌传播要跟上时代潮流，与时俱进。

## 1. 强化受众思维

媒介的全面融合让医院品牌传播的形式、平台和渠道得到了扩展，也使得医院品牌传播的竞争压力骤增。在传统的传播思维中，我们通常从医院品牌战略的高度和医学的专业角度出发，选择品牌传播的方式、方法、内容和时机，领导、同事们满不满意是评价品牌传播效果的依据，医院品牌传播的方案及效果评估以医院领导层的意见为准。但在融媒体环境中，跨平台的资源聚集分散了受众的注意力，可供选择的品牌信息更加多样。如果不能尽快获得受众的信任，品牌传播将流于形式，失去传播的意义。我们只有将品牌传播的重心聚焦于受众，以满足其个性化需求为出发点，让他们感受到医院品牌能给予他们关怀、友爱、尊重，才能获得他们的青睐。

## 2. 学会融媒体语言

融媒体技术让信息更新的节奏加快，只有吸引受众的关注，才会引发他们对品牌传播内容的解读。我们要紧紧跟随时代的节奏，学会通过引申、比喻等修辞手法对用词遣句进行解构；善于运用新造词、新义词等丰富语境，使语言更为简单明快、生动幽默、"接地气"，进而拉近与受众的心理距离；多用感叹、疑问等语气较为强烈的句式或改写、仿拟等流行句式，满足受众的猎奇、求异心理。要增加品牌传播的社交属性，积极学习和使用网络社交工具，改变医院品牌较为冰冷、严肃的风格特征，让品牌传播具有鲜明的时代性。

## 3. 让传播内容尽量可视化

在媒介融合的当下，受众面对的信息选择是多样的，他们更愿意选择直观、形象、动态的可视化信息。相较于传统的表现手法，可视化的表达方式给予受众更多的视觉冲击，在品牌传播的体验上更加直观、有趣。随着大数据技术和融媒体技术的深度结合，品牌传播将不再仅仅是图文编辑与医学知识的简单组合，还应该具备交互功能，能为受众提供富有视觉冲击力、可交流互动的可视化体验。

## 【链接】

---

### 安徽省立医院的一张小纸条为何获得千万人点赞

前一阵子，中国科学技术大学附属第一医院（以下简称"安徽省立医院"）的一张餐巾纸"火"了。在医院的餐厅里，有一份没来得及吃完的餐盘下压着一张餐巾纸，上面写了六个字："勿动!! 插管去了。"

这是医院麻醉科的一位医生留下的。当时，正在医院餐厅用餐的他突然接到急诊科的电话，为了赶过去给急诊病人插管，他放下了手中的筷子，并在离开餐厅前留下了这张纸条，还拍了一张照片作为"证据"。

就是这张不起眼的照片，吸引了各路媒体的注意。不到一周的时间，"勿动!! 插管去了"这六个字的相关报道在互联网上的阅读量突破了四千万，成为网络上热议的爆款话题。

为什么这件看似不起眼的小事能成为引发广泛关注的爆款话题呢？

因为在其背后，是一支精通融媒体传播之道的品牌运营团队。他们把融媒体思维贯通于医院品牌建设的每一个环节，不断挖掘品牌诉求点；注重渠道资源整合，不断打造品牌吸睛点；注重民意诉求互动，不断引燃舆情爆发点。

医院品牌运营部门的负责人在微博输入医院的名称进行检索时，在一名地理位置定位在本院的博主的微博内容中发现了这张照片。

负责人认为，这张照片真实反映了不为人熟知的麻醉师的辛劳与不易，传达了他们对职业理想的坚守、对患者的认真负责，充满正能量，具有爆款话题的潜质。

医院品牌运营团队迅速联系上这位医生，与他进行了细致的沟通交流，了解事件的细节和青年医师的日常工作、生活。他们还采访了麻醉科主任、膳食科科长，了解科室管理和工作流程，收集整理好相关照片和文字资料，推送到网络上，吸引了媒体的注意。

各路媒体纷至沓来，医院根据媒体的不同采访需求和侧重点，分类提供相关资料和照片，安排专人陪同媒体在医院进行采访，充分满足媒体的采访诉求。在医院的积极支持下，各大媒体根据医院提供的内容，通过各自的渠道进行推送，形成了多轮传播态势。

随后，医院品牌运营团队安排专人收集、分析网友评论和留言，与公众进行交流。这种主动开放的自信、及时友好的互动，满足了公众的心理。

就这样，医院品牌运营团队凭借对传播技巧的娴熟运用，只用一张照片就引发了社会广泛的关注和情感共鸣，成就了一段品牌传播的佳话。

## 九、成就医院品牌，离不开团队的力量

品牌成功的背后都是人们的智慧和汗水，团队的专业化是品牌运营的核心保障，时代的发展也对品牌运营者提出了更高的要求。

### 1. 医院品牌运营团队必须具备的四种能力

#### （1）项目策划能力

熟悉并热爱卫生健康行业，主动学习卫生健康事业相关政策，准确预判行业走向，及时调整品牌策略。能够依据内外环境的变化，把握住医院品牌推广的有利时机。能够依据医院的阶段性品牌诉求，结合潮流热点，及时策划具有良好品牌效应和品牌收益的推广方案。

### （2）图文及数据编辑能力

熟悉文字写作、摄影摄像、音频视频采编、医学等知识。熟练掌握常用图文编辑和音视频处理软件、互联网工具的使用技法。能熟练运用手机 App 进行品牌推广，创造性地打造引人入胜的阅读体验和视听体验。

### （3）组织协调能力

头脑思路清晰，有决策能力，能够根据自身情况进行准确定位分析，扬长避短，调动各方参与医院品牌建设的积极性和主动性。有良好的人际交往能力，善于借力借势，找准医院和合作方、受众之间的共同利益，推进品牌目标的顺利实现。具有个人亲和力和管理能力，能够组织相关资源和力量，推动医院品牌建设。

### （4）数据分析能力

熟悉数据统计、分析工具的应用，能够及时收集、分析受众的需求变化。能准确地根据医院的运营状况对品牌推广方案进行流程和实施效果的数据评估，把控品牌推广维护的成本效益和投入产出比。善于对品牌传播相关要素进行数据化，能够根据项目实施的进展进行数据推理验证和数据评价判断，及时进行策略调整，实现品牌效益的最佳化。

## 2. 保持团队活力的四项机制

医院品牌建设并不奢求运营团队的每个成员都成为样样精通的"多面手"，而是需要医院管理者巧妙地对专业人才进行组合，通过制度和流程设计调动人才的积极性与创造性。

**（1）明确分工机制**

医院领导层由专人主抓，牵头制定品牌战略和相关管理制度，实行"一把手"负责制。管理层有独立专设的部门，并提供经费、设备保障，具体负责医院品牌建设工作，具体包括但不限于：组织宣传党和国家的理论路线、方针政策、法律法规，上级主管部门和医院的发展战略、制度规章、措施要求；负责医院对外品牌推广的管理运行和组织策划，品牌项目评估分析；负责内部品牌队伍建设和品牌文化的管理；负责品牌公共关系的维护，开展医院舆论风险的预警监测和防范处置；负责医院品牌档案资料的收集整理，立卷归档。医院内部各科室指定专人兼职组成医院品牌运营队伍（通讯员队伍），负责收集一线的品牌亮点信息进行编辑上报，参与医院舆情处理和品牌形象维护。

**（2）建立考核机制**

依据现代医院管理的流程和职责分工，对医院品牌建设各岗位的责权进行明确，按照工作性质、工作难易程度、工作量、工作成绩、领导及相关科室的工作评价对医院品牌建设主管部门进行定期考核。依照各科室参与医院品牌建设的积极程度、报送信息的质量、主管部门的工作评价、公众及媒体的反馈意见对各科室负责人和兼职人员进行定期评价，考评结果纳入医院绩效管理体系和员工个人评价体系。依据医院与媒体的合作协议，定期对媒体支持医院品牌建设工作的情况进行统计评价，依据评价结果决定合作方向和力度。

**（3）强化激励机制**

依据医院发展战略和品牌运营状况，定期对从事医院品牌建设工作的相关科室及人员进行奖励，包括但不限于职务提拔、职称晋升、评先评优、外出学习培训、带薪休假、奖金及稿酬奖励等。对为医院品牌建设做出贡献的媒体记者、合作方也可以进行适当鼓励。对有突出贡献的人员予以专项表彰，以此激励大家从事医院品牌建设工作的热情，持续保持工作活力和创新力。

### （4）完善培养机制

医院要重视品牌运营团队的梯队建设，不仅要有计划地、有针对性地组织团队成员开展文学理论、摄影摄像、信息技术、公共关系、舆情处置等知识的业务培训，提高他们从事医院品牌建设工作的专业水平，还要培育团队成员独当一面的工作能力，确保人才梯队的良性循环。

## 【链接】

----------------------------------------------------------------

### 株洲市中心医院和广州医科大学附属第三医院
### 为何能进入全国医院新媒体前二十强

近年来，株洲市中心医院的医院品牌建设异军突起，得益于品牌宣传团队的内涵建设。

早在四年前，医院就将品牌战略列入发展战略，制定出台了"医院新闻发言人制度""医院新闻宣传管理规定""医院宣传奖励办法""宣传组成员月度考核标准""科室通讯员考核方案"等一系列管理制度。全院选拔出了140人的通讯员队伍，由事业发展科牵头，组建起包括新闻发言人、新闻联络员、新媒体联络员、摄像联络员、网络舆情监控员、科室通讯员在内的医院品牌运营队伍。

为提高品牌推广的力度，医院将品牌宣传工作提升到医疗服务质量管理的高度，将品牌工作的考核指标和质控指标进行整合，按月对医院品牌建设队伍进行绩效考核。医院还定期通过 QQ 群、微信群，由医院客服人员对宣传效果进行评估和调查，每年对医院宣传稿件采取海选投票的方式进行评选表彰。

为加强品牌团队建设，医院除给予通讯员一定的物质奖励和评选先进的奖励之外，还定期组织多种形式的培训班和新媒体论坛，邀请知名新闻记者或专家对通讯员们进行"职业化"培训，每年选派优秀的宣传积极分子赴外地实地学习，不断提高通讯员的工作能力。

付出必有回报。数年来，株洲市中心医院在国内各大媒体上亮相不断，医院的新媒体品牌影响力评价进入全国综合医院前二十强行列。

广州医科大学附属第三医院（以下简称"广医三院"）的品牌运营部门也曾面临巨大的压力：这一年，医院的各个临床科室陆续开通了各自的新媒体账号。这让医院品牌运营部门又喜又忧，喜的是各科室都有很强的品牌意识和开拓意识，忧的是这么多品牌渠道看似热闹，实际上稀释了流量和粉丝，而且各个账号的内容质量参差不齐，稍不留神就容易擦枪走火。如何把众多账号有效运营组织起来呢？

琢磨一阵子后，他们出台了医院的新媒体管理办法，要求各科室的新媒体账号要服从医院的统一管理，实行申报审批认证制，各科室的账号上必须有医院的标志，内容围绕学科特色进行展现，对于涉及公共卫生事件、突发事件、医院重大事件方面的新闻，需要由医院品牌运营部门授权或审核同意才可发布；对优质的内容实现各个账号之间的共享，打造新媒体矩阵。此招一出，迅速将一盘散沙的各科室账号集中成一个有机整体，大家心往一处想，力往一处使，一起策划活动，互相呼应。医院也定期组织院内新媒体培训班和讲评会议，对各科室新媒体运营小组进行培训和考核，每年对优秀的团队进行评优表彰。一系列举措，很快使广医三院的新媒体建设渐入佳境，其新媒体品牌影响力多年保持在全国医院新媒体二十强。

# 07/

## 危机：

### 检验医院品牌的试金石

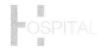

运营一家医院是非常不容易的事情，我们除了要面对事无巨细的日常工作，还要随时准备化身消防队员，处理可能引发灾难性后果的小火苗。

# 一、危机与我们形影不离

## 1. 什么是危机

生活中并非全是蜜汁和牛奶，危机其实一直潜藏在我们身边。老子就曾经感悟道："祸兮，福之所倚；福兮，祸之所伏。孰知其极？其无正邪？"认为危机是危险与机遇并存并不断转化的一种世间常态。《左传·襄公十一年》更明确地提出，"居安思危，思则有备，有备无患"，要人们提高危机防范意识，防患于未然。

西方对危机的认识源于古希腊，古希腊人认为：危机是需要人们进行辨认、选择、决定的时刻或病人能否康复的转折点。在英文词典中，危机被定义为"有可能变好或变坏的转折点或关键时刻"。美国国际政治学家查尔斯·赫尔曼认为：危机就是一种情境状态，其决策主体的根本目标受到威胁，在改变决策之前可获得的反应时间很有限，其发生也出乎决策主体的意料。美国学者罗森塔尔和皮恩伯格则认为：危机是对社会系统的基本价值和行为架构产生严重威胁的事件，人们必须在时间性和不确定性很强的情况下做出关键性决策。

在具体的管理实践中，美国危机管理专家劳伦斯·巴顿将危机定义为会引起潜在负面影响的、具有不确定性的事件，这种事件及其后果可能对组织及其员工、产品、服务、资产和声誉造成损害。美国波士顿大学教授奥图·勒兵杰认为，一个事件若能发展为危机，则该事件必须对企业造成威胁，且管理者确信威胁会阻碍企业目标的实现，如果不采取行动，局面会恶化且无法挽回，并且该事件具有突发性。斯格认为：企业危机是一种能够带来高度不确定性和高度威胁的、特殊的、不可预测的、非常规的事件或一系列事件。

国内学者将危机定义为：一种对组织基本目标的实现构成威胁、要求组织必须在极短的时间内做出关键性决策和进行紧急回应的突发性事件。

## 2. 危机的特点

危机通常有以下五个特点。

### （1）突发性

危机通常在我们对有关信息掌握不够充分、事态发展不够确定的情况下发生。在医院管理中，我们虽然可以通过多种手段对隐患进行排查和修补，但是，外部环境的复杂性、医学的局限性、当事人的主观性会让危机爆发的时间、规模、影响深度难以精准预测。危机的爆发往往猝不及防，对医院品牌形成巨大考验。

### （2）危害性

危机除了会造成财产和人力资源的损失，还打破了我们习以为常的秩序，对医院的价值理念、管理结构、服务流程、品牌声誉造成冲击，影响到医院的人心士气和工作效能，损害医院的行业影响力和公信力，削弱公众对医院品牌的认同感和信任感。

### （3）话题性

信息时代，任何一点风吹草动都有可能被很快传播扩散，发酵成多方关注的公共话题。危机中的当事人也会从争取自身利益的角度出发，通过各种渠道创造和引导话题，借助话题的影响力对医院施压，逼迫医院满足其利益诉求。

### （4）连带性

危机的爆发点虽然只涉及当事人或个别科室部门，可是一旦引起公众的关注，就会触发公众对品牌的联想，使公众对医院的服务能力、服务质量、医疗安全等产生质疑。危机不仅对当事人的个人隐私和名誉造成损伤，还容易牵涉当事人的亲友和所在团队，造成连带的负面影响。

### （5）转化性

危机对医院的冲击会促使管理者反思在日常管理中存在的不足，促使员工检视各项环节质量，在客观上有利于医院管理体系的提升和服务体系的修补完善。危机带来的品牌曝光会促使公众关注医院的后续动态，医院应对危机的积极态度、处置措施的诚意会在同行和公众心目中重新收获良好的品牌印象，提升医院的品牌美誉度。

【链接】

--------------------------------------------------------------------------

### 从改革阵痛中昂首走出的首钢水钢总医院

首钢水钢总医院是六盘水市一家三级综合医院，地理位置优越，交通便利，但由于企业医院在管控模式、体制与机制等方面的先天不足，医院逐渐难以适应区域市场的竞争需求，骨干人才流失，发展资金紧缺，迫切需要寻求改革来实现破局。

这一年，经首钢总公司经理办公会的批准，首钢水城钢铁（集团）有限责任公司与首钢总公司下属的首颐医疗健康投资管理有限公司进行了接触，拟订了《关于首钢水钢总医院资产处置及引入首钢基金战略投资的方案》，开启医院的体制化改革之路。

根据这一改革方案，首钢水城钢铁（集团）有限责任公司以其所合法拥有的医疗板块资产出资设立慈烨医院有限公司，首颐医疗健康投资管理有限公司（首钢基金）向慈烨医院有限公司进行增资，在首钢水钢总医院的基础上共同设立医院合资公司，该合资公司承继首钢水钢总医院的资产、负债、业务、人员、资质。双方共同努力，调度各自资源，推动首钢水钢总医院的现代化治理和服务升级。

根据改革方案，新成立的慈烨医院有限公司全面接收与首钢水城钢铁（集团）有限责任公司签订了劳动合同的首钢水钢总医院职工。医院职工要与慈烨公司签订新的劳动合同，同时解除与水钢公司签订的原劳动合同，职工的国有企业职工身份不变。这本是一个善意和诚意十足的方案，但是，方案公布后依然遭到一些职工的不理解，有的质疑改革后医院的公立性质，有的认为应该给职工身份置换补偿金，还有的认为如果不支持医院改革重组，就可以迫使医院被划拨到地方，享受更好的地方待遇。

山雨欲来风满楼，各种声音源源不断传到首钢水钢总医院领导班子的耳朵里。与其等到满城风雨，不如主动介入，将危机消于萌芽。班子成员迅速统一认识，主动进行危机干预。他们就医院改革重组后的性质、职工的安置、未来发展前景，以及国家相关政策、法律法规等职工关心的问题进行大规模的宣讲，就职工关心的一些问题进行大排查和大走访，力求说服有顾虑的职工。

宣讲会以科室为单位逐一进行，每一场宣讲会都由院长来主持，党委书记上台宣讲，一天 8 场，连续 4 天，32 个科室一个不落。

对依然有顾虑的职工，医院领导班子带着职能部门负责人上门挨家挨户地拜访，讲道理、讲政策、讲感情。可依然有人就是不理解、不同意。有的人看到工作小组来了扭头就跑，有的人当着工作小组的面说难听的话，甚至有人打电话进行人身威胁，在微信群里散布一些无中生有的消息，采取上访、静坐等各种方式阻止医院的改革。

如果此时放手不管，让上级主管部门来操心或者让新公司来趟"地雷阵"不是不可以，可正如医院某位领导所说："怎么可能不生气，怎么可能不气馁，但有什么办法呢，毕竟大家都是一家人啊。"都是一家人，那就公布职工关心的所有内容，袒露职工想要核实的所有细节，解答职工心有顾虑的所有政策措施吧。这份敞亮赢得了信任，感动了很多人，大家纷纷签署了新的劳动合同。

即便是对最后依然不愿意换签劳动合同的职工，医院领导班子也给予尊重，他们向首钢水城钢铁（集团）有限责任公司汇报后，在两个分厂成立了医务室，让这些人在企业医务室里上班。这样的坦诚，让冰雪消融，乌云散去。改革后，大批北京的专家来到首钢水钢总医院进行定期技术指导和管理帮扶，医院的管理水平和医疗服务质量得到了飞速提升。重组后的第二年，医院的月门诊量上升了 9.47%，月出院病人数增长了 19.56%。医护人员干劲十足，医院的患者满意度和品牌影响力不断提升。

这一切，源于在那最迷茫最难熬的日子里，医院带头的那帮人坦诚无私，主动担当，将危机化解于无形，让躁动的人们消除心结和疑惑，重新聚到一起。

---

# 二、认识医院品牌危机

## 1. 让医院品牌陷入危机的七大黑手

品牌危机的实质是信任危机。医院品牌危机从何而起？总的来说，有以下七个源头。

### （1）管理响应迟钝

医院管理理念不明确，缺乏清晰的品牌规划。管理体系缺乏品牌文化的引领，院科两级脱节，品牌管理缺位。管理层自我约束不严，内部凝聚力不强，存在部门主义、利己主义和逐利化倾向。医院管理层级僵化，内部信息沟通不畅，对隐患察觉能力和反应能力不强。

### （2）医疗质量缺陷

医疗质量管理不严，对新技术、新项目、新设备的应用掌握能力不够，医疗风险防控不力。"三基三严"①培训和考核不到位，医疗质量不稳定。突发事件处置培训和考核的频次不够，应急反应能力不强。学科建设乏力，学科人才梯队断层，核心医疗技术优势不突出，医疗技术实力与同行相比缺乏竞争力。

### （3）服务流程疏漏

未能真正落实以患者为中心的服务理念，医疗服务和后勤保障流程不完善，无法达到患者的心理预期。未能充分利用信息化技术成果，服务流程耗时而烦琐，服务效能无法满足医疗业务发展的需求，引发患者不满情绪。患者安全管理不到位，缺乏有效的监测预警机制，自查自纠能力不强。

### （4）医患沟通失效

医患沟通技巧的培训不足，医院员工缺乏主动沟通意识和担当意识，不善于引导公众情绪。权益意识不强，对自我隐私和患者隐私保护不力，医患之间缺乏足够的信任感。未能建立患者满意度日常评价工作机制，考核激励制度不健全，品牌美誉度不高。医学科普工作流于形式，患者对医学知识的掌握程度和对医院品牌的信任度不够，对疾病的认知有观点差异。

### （5）医媒关系淡漠

媒体联络联谊机制不健全，未能与媒体形成稳定的良性互动。院务公开及医务公开制度落实不力，医院信息发布披露不及时、不

---

① 三基三严，三基即基本理论、基本知识、基本技能，三严即严格要求、严密组织、严谨态度。——编者注

主动。医院品牌策划能力不足，与媒体之间缺少有效的话题交流。品牌运营人员与媒体接触中存在"生、冷、硬、推"现象，引起媒体抵触。忽视新媒体采编群体，未能构建起和谐的自媒体生态关系。

### （6）主观恶意诽谤

同行业竞争者出于自身利益考虑，对医院进行有组织、有计划的形象诋毁。部分媒体从业人员或机构因个人诉求未能满足或主观偏见，通过媒介渠道制造和散布虚假信息，或对医疗缺陷进行放大。少数个人或组织因对医学知识的认知差异或对医疗服务不满，出于报复或舆论施压等心理，对医院品牌形象进行中伤。

### （7）不可抗拒因素

因国家政策方针调整或新的法律法规出台，迫使医院调整发展规划和功能定位，给医院品牌带来战略性的冲击。因区域卫生规划、机构编制调整对医院运行结构和资源造成直接影响，给医院品牌运营方策略造成压力干扰。因自然灾害、战争、恐怖主义、烈性传染病疫情、公共卫生突发事件对医院管理运行体系造成破坏，给医院品牌带来不可预料的损失。

## 2. 品牌危机并不可怕

公众对品牌的情感与认知是影响品牌信任的重要因素，危机虽然有可能对品牌产生负面影响，但危机也会迫使医院对自身的管理和服务进行升级完善，主动与服务对象沟通，加强与公众的品牌联系，转危为机。

### （1）品牌危机是一种特殊的传播良机

危机传播是信息传播的一种特殊形式。为了实现自己的诉求，利益相关者会从各自的角度出发，对信息进行扩散传播，以吸引更多人的注意力。为了化解危机，医院会披露相关信息，以维护自身的品牌形象。各路媒体也会根据各自的判断和调查结论对危机事件进行报道。在多方博弈过程中，医院品牌会获得比以往更多的曝光度和关注度。医院对危机的应对态度和处置措施会影响公众对医院品牌的评价，积极应对危机，开诚布公地介绍实情，敢于担当，主动作为，会获得公众对品牌的好感，是品牌加分的机遇。

### （2）品牌危机是一次难得的管理升级

品牌危机是对医院管理水平和员工素养的测验，多数品牌危机是医院在管理结构、流程、职责等方面存在的缺陷所致，危机的应对需要从加强管理入手，有效地进行风险管控。美国危机管理大师罗伯特·希斯的 4R 危机管理模式将危机管理分为缩减（reduction）、预备（readiness）、反应（response）、恢复（recovery）四个阶段。在缩减阶段，医院可以从环境、结构、系统和人员上发力，通过主动查证、识别品牌管理的薄弱环节，减少危机爆发的隐患点。在预备阶段，医院可以从信息监测、统计分析、危机沟通策略上发力，及时搜集和发现潜在的风险信息及重要相关人的关系，建立起医院的危机预警机制，尽量防范和避免危机的发生。在反应阶段，医院可以从处置的流程上发力，在危机发生的第一时间进行真诚回应，主动承担相应责任，加强与相关人员、媒体的沟通，尽快消除危机的不利影响。在恢复阶段，医院可以针对危机暴露的缺陷进行修正，对品牌形象进行恢复。

### （3）品牌危机是一场凝聚人心的战斗

危机检验着医院员工的理想信念与职业操守，让他们在一次次的实战考验中与医院同舟共济，与团队荣辱与共，在取舍中学会包容与合作，在硝烟中懂得感恩与沟通，使医院的内部凝聚力得到增强。在危机的处置过程中，医院会与各界发生联系，建立起与政府部门、企事业机构、社会团体、媒体、公益组织的沟通机制，在磨合之中积累感情，拓宽医院品牌的合作空间和影响范围。危机促使医院更加重视与公众的交流，倒逼医院持续改进医疗服务质量，改善医院的公共关系。公众也能通过危机清晰地感受到医院的诚意和善意，观察到医院管理水平和服务水平的改进，建立起对医院品牌的信心，由"路人"转为医院的"粉丝"。

## 【链接】

- - - - - - - - - - - - - - - - - - - - - - - - - - - - - - - - - - - - - - - - - - - - - -

### 陷入"丢肾门"的徐州医科大学附属医院如何反败为胜

在曾经轰动全国的"丢肾门"事件中，舆论对徐州医科大学附属医院的质疑声震天动地，徐州市卫生行政主管部门随即组成联合调查组进驻医院。在巨大的压力面前，医院多个部门紧急会商，大家一致决定：要彻底地、公开地进行调查处理，如实地、迅速地对社会进行发布，绝不护短，也绝不容忍被造谣污蔑。

当天下午，徐州医科大学附属医院通过医院网站、微博发布公开声明，以当事患者术后第一天和第五天的 CT 图片为证，显示其右肾存在，澄清事件真相。这两张 CT 图片犹如重磅炸弹，瞬间击毁了谣言。各大媒体和自媒体大 V 纷纷转载并撰文辟谣，医院的被动局面迅速得到扭转。

随后，医院医务处处长和当事医生接受了中央电视台等媒体采访。当晚，中央电视台《东方时空》报道了事件始末，数位医学专家接受央视采访，各级媒体纷纷发布追踪报道。诸多自媒体大 V 积极声援，要求还医院和当事医生公道。公众也按捺不住了，网络上民意滔滔，要求最先爆出此事的《新安晚报》向医院道歉，问责记者。

其后，当事患者在联合调查组的陪同下，在第三方医疗机构进行了核磁共振检查。结果显示其右肾还在体内，呈现为外伤性移位、变形、萎缩。

所谓"右肾去哪儿了"，至此真相大白。

徐州医科大学附属医院通过官方微信和网站发布了第二则声明，感谢社会各界对医务工作者的关心和关注，感谢广大网民客观、公正、冷静的态度，促进了这一事件的真相及时还原。

徐州医科大学附属医院之所以能成功地从这场突如其来的"沙尘暴"中突围，靠的是高效团结的管理团队、运转有序的医院信息系统、积累多年的良好口碑、精心维护的主流媒体渠道。在危机面前，这些平时不显山露水的因素发挥出强大的张力。

面对危机，徐州医科大学附属医院没有惊慌失措，没有私了摆平，而是充满自信地见招拆招，始终坚持在第一时间公开事实、公开处理进展、直面舆情，回应公众关注热点。医院不仅通过传统媒体和网络媒体发声，更积极通过新媒体和各界互动，形成了覆盖融媒体的信息传播网络，让谣言无力反抗，无机可乘。

# 三、转危为机并不难

## 1. 未雨绸缪，危机其实可以预防

洞彻品牌危机的成因和特征，我们就可以有针对性地做好防范措施，将品牌危机化解于无形，消除于萌芽。

### （1）树立全员的慎独意识

医院品牌关系到每一个员工的荣誉与利益。从院长到清洁工，每一个人都既是品牌形象的建设者，也是危机的防控者。在融媒体时代，每个人的言谈举止、工作作风都代表着医院的品牌形象，稍有不慎，就会成为引爆品牌危机的导火索。医院管理者要从抓团队的规范化建设入手，提高干部职工的自律力和执行力；从抓服务流程的满意度入手，加强对员工的价值引导和风险教育；从打造人文医院的高度入手，鼓励员工从患者角度出发进行自我检视与自我修正，为患者提供持续的、优质的健康服务，提高其满意度。

### （2）提升组织学习能力

良好的学习能力让我们不仅能率先掌握新知识和新技术，保持可持续发展的定力，还能及时准确地掌握危机防范处置必需的知识技能，提高危机防控能力，更能理智地检视自己，居安思危，对医院现行的管理制度和流程进行持续的改进。只有从制度上进行整体设计，让每一名员工产生创新的压力和渴望变革的动力，形成个人学习、团队（科室）学习和全院学习的动态环，才能激发医院员工的学习积极性。在全院学习的状态下，员工可以通过学习来提升心智模式，在与团队其他成员的共享和碰撞中提升工作效能和团队协作能力，将危机管理、知识管理和医院文化进行自动自发的整合，掌握危机防控的技能，积累危机处置的经验，成为医院抵御危机的黄金战士。

### （3）搭建社交化的危机监测系统

各类网络社交平台日渐活跃，其传播快、影响范围广。医院要重视社交平台的作用，以个人或机构名义主动进驻社交平台，把社交平台作为信息发布和掌握舆情的重要渠道，与公众进行积极的信息互动和感情培养，建立社交信任，降低危机的解释沟通成本。品牌运营部门要将社交媒体的数据列入医院危机管理的范畴之中，通过各种信息检索和监测手段，提高信息的精准匹配性，及时了解公众对医院在态度、情绪、观点上的表达，掌控信息解释的主动权，降低品牌损害的风险。

### （4）夯实内外联动的危机响应机制

建立以风险管理为导向的危机应急体系，成立由医院领导、品牌运营部门、医务部门、护理部门、人事部门、后勤部门、信息部门、安保部门等部门负责人和网络活跃人员代表、知名媒体记者、驻地公安部门联络员、卫生行政主管部门代表共同构成的医院危机响应管理小组，负责风险防控和协调处置，形成合力。充分发挥院科两级通讯员、党团员的作用，实行院内信息 24 小时网络直报制，及时察觉危机隐患，提前干预。选聘专职或兼职的医院新闻发言人及医院形象大使，明确医院官方传播渠道，提高信息沟通的效率和权威性，牢牢掌握舆情的主动权。

### （5）做好与重点人群的交流沟通

医院里拥有资源决策调度权的管理人员、与患者接触的一线工作人员、品牌认同感松弛的有关人员是最容易引发品牌危机的人。医院要加强与管理团队的内部沟通，弘扬正气，防止出现腐败危机；要加强内部审计监察工作，重视与医院财务、人事、信息掌握等工作人员的日常交流，增强他们的规范意识和保密意识，杜绝信息不当发布或泄密；要重视人文关怀，加强与业务骨干、服务窗口一线人员的感情交流，及时消除他们的负面情绪；要关爱离退休人员、新进人员、进修实习人员、后勤保障部门工作人员，增强他们的主人公意识，弥补安全短板。同时，医院还可以有针对性地对相关部门开展专题培训和演练，提升员工的风险意识和危机处置能力。

### （6）重视医院品牌的权益保护

重视对医院商标权的法律保护，对医院的视觉标识系统、域名、网络 ID、数字身份标识、特色服务品牌、知名专家或团队进行注册保护，防止抢注和盗用，避免品牌混淆，维护品牌声誉。重视知识产权的维护，对医院特色文化、核心技术、重点学科、人才团队、发明成果、影视图文等权益进行合法主张，打造品牌特色，巩固竞争优势。重视医院公共形象的维护，加强与媒介的沟通合作，掌握信息的引导权，及时辟谣，敢于维权，避免品牌被污名化。

## 2. 因势利导，危机其实可以化解

危机不是品牌的死胡同，无论情势多么严峻和复杂，在危机面前，我们只要善于掌握时机和方法，就能巧妙地化险为夷。

### （1）屡试不爽的五条应对原则

医院要结合医疗行业的特点，遵循以下五条原则，做好品牌危机的解困。

#### ① 公开性原则

在融媒体时代，信息传播源无处不在，传播方式五花八门，除了政策、法律规定的之外，想要对公众进行信息封锁已不可能。与其遮遮掩掩，引起不必要的猜疑或者以讹传讹，不如主动面对公众，主动向媒体和公众袒露事件的来龙去脉，加强信息交流和沟通，充分尊重公众的知情权和媒体的采访权，保持信息渠道的畅通，消除公众的疑惑。

#### ② 及时性原则

危机一旦触发，就会引起公众的关注和议论，公众迫切需要通过各种信息渠道验证自己的判断。如果医院信息披露迟缓，任由其他利益攸关者抢先发布片面之词，就会形成信息缺位，让医院的舆情处置十分被动。危机爆发后，医院应该在第一时间发布相关信息。要根据危机的危害程度，指定专人负责信息的采集和更新，公布危机热点电话和网络咨询方式，发挥融媒体的作用，夺取话语权，恢复公众对医院品牌的信心。

#### ③ 真实性原则

虽然危机的真相需要多方调查核实才能确定，但公众的探寻不会因此停步，我们不能等到事情水落石出后再回应公众的质疑。危机爆发后，医院需要立即对危机的缘由进行调查核实，对事态的经过、可能的原因、处置的进程、预期的后果等向主管部门、内部职工、媒体和公众进行如实的说明，切忌隐瞒或模糊信息。在沟通过程中，医院要以不遮不掩的明确态度让公众感受到医院的诚恳，体会到医院品牌的诚意。

④ **公平性原则**

医院在信息的发布和沟通过程中，要确保信息的内容、表达形式、发布渠道规范统一，确保各相关群体接收到的信息是一样的，没有差异化对待。在危机的处置沟通中，医院要保持谦和与冷静的态度，换位思考，与公众和媒体进行平等交流，争取他们的理解，避免发生次生舆情或危机。

⑤ **人性化原则**

无论造成危机的责任在哪一方，危机造成的伤害都是让人难受的，从人道主义的角度，我们应该给予尊重和同情。在危机的处置中，我们既要说清事实，讲明道理，划清责任，也要注意在态度和方式方法上讲究人性化，保持克制，体现善意，尊重利益攸关方的合法合理主张，体谅各方的诉求和立场，以无私、便民的态度安抚各方的焦虑情绪，以合情、合理、合法的方式实现各方的和解，维系品牌信任。

### （2）见招拆招的八条处置策略

品牌危机的处置过程其实就是缓冲危机、缩减危机、转移危机、转化危机的过程。我们采取的危机处置策略不仅与我们应该承担的责任程度和品牌受威胁程度有关，还与我们的应变沟通能力有关。危机可以分为受害型、事故型、错误型三种类型：受害型是指医院对危机不存在责任，如自然灾害；事故型是指医院对危机存在较小的责任，如服务缺陷遭到的投诉；错误型是指医院对危机负有较大的责任，如人身伤害。针对这三种类型的危机，我们可以在八条应对策略中随机应变。

**① 直接否认**

对无中生有的造谣污蔑，我们可以直接否认危机的存在，但一定要尽可能提供有说服力的理由或凭证，争取公众的信任。

**② 回击指控**

对一些已造成不利影响的不实之词，我们可以进行公开反击，驳斥相关指责和质疑，并通过法律手段追究相关责任人或组织的责任。

**③ 寻求合理性**

对已经发生并造成轻微损害的危机，我们可以通过阐释对己方有利、有理的证据来进行话题转移或控制舆情热度，淡化危机的负面影响，避免引发品牌的二次伤害，求得公众体谅。

**④ 寻找"借口"**

对医院负有一定责任的危机，我们可以在积极承担责任的同时，强调危机的意外和偶发性，让公众接受危机不是医院故意所为，危机的后果超出了医院的可控范围，以此尽可能淡化对品牌的影响。

**⑤ 道歉**

对已经造成伤害后果的危机，我们与其回避，不如主动承担责任，向利益攸关者和公众致歉，尽快争取公众的宽恕。

**⑥ 补偿**

对负有责任的危机，我们可以聘请第三方组织或在相关机构、政府部门的主持下，厘清责任损失，对利益受损者进行补偿，妥善安置相关人员，尽快平息危机。

**⑦ 迎合**

面对公众或媒体的批评指责，我们可以本着有则改之、无则加勉的态度，对相关人员和组织表示感谢，对他们提出的诉求进行论证研究，及时采纳其中的合理化建议和要求，以诚恳谦虚的态度，让危机化为建立品牌互信的良机。

⑧ **提醒**

在主动承担责任的同时，我们也要通过一定的方式和渠道，强调己方以往的积极作为和品牌认可度，防止品牌被污名化。还可以强调己方也是危机的受害者，争取公众的理解和同情，尽快摆脱危机的影响。

## 3. 医院品牌危机的六个处置要诀

### （1）坚定以我为主的必胜信念

在融媒体的语境下，危机已经不再局限于事件本身所造成的损失，其伴生的舆论危机会动摇公众对医院品牌的信任和信心，给品牌造成更大的伤害。对身处危机之中的利益攸关者而言，每一场危机的处理其实都相当虐心耗力，充满了利益博弈和意志的较量。无论危机多么危急，医院一定要坚定信心，审时度势，敢于设置议程和话题，主动引导舆论关注点，通过不同的媒体渠道与平台做出积极的回应。在危机爆发之初，要冷静地做好危机真相的调查核实，保存危机处置过程中的证据，加强与当事人的沟通，为消除危机影响进行铺垫。在舆情危机爆发后，要利用公众对危机事件的焦虑，从不同的角度切入，用当事人的现身说法、丰富的细节还原、第三方公众人物或专家的点评来反转舆论走向。在舆情逐渐稳定平息之后，要从公众利益的角度，巧妙地设置新鲜的话题，转移公众的注意力，引导公众对医学发展的理性思考。在尘埃落定之际，要主动兑现医院的危机承诺，邀请公众参与服务改进的环节，争取公众对医院的理解与支持，重振品牌形象。

### （2）迅速启动医院的危机处理响应机制

按照"指挥协调统一、认识口径统一、信息发布统一、行动步骤统一"的原则，在医院危机响应管理小组的领导下，第一时间对危机的真相进行调查，对事件发生的原因、当事人的背景、事态的现状进行核实，对事件的初步责任划分、可以采取的补救措施、事态所造成的影响及发展趋势进行研判。医院千万不可"护犊子"，要以患者及公众的利益为重，主动承担责任，积极采取补救措施，减少当事人的权益损失，对受害者给予同情和帮助；要主动与外界保持沟通，指派医院新闻发言人及时回应公众关切点，公开事实真相，尽力取得政府机构、媒介、意见领袖的支持，尽快消除公众对医院品牌的疑虑。

### （3）高度重视医院的内部稳控

平时，医院要认真听取和收集员工的意见和建议，积极回应需求，稳定员工情绪，保持士气和凝聚力；要定期组织员工开展危机隐患排查和应急演练，防止祸起萧墙，自乱阵脚。危机发生后，医院在积极回应外界关注的同时，要及时向员工说明事件真相、应对方案、处置进展，安抚员工的焦虑和恐慌情绪，避免其思想混乱和道听途说；要调动员工及其亲友的积极性，按照医院的应对方案各自在不同的渠道发出医院的声音，引导舆论，把握舆情的主导权，降低危机的破坏力。

### （4）清晰表明医院的人文关怀态度

危机发生后，澄清事实固然重要，但比事实更重要的是态度。公众在了解事件真相之前，往往会因为对医院品牌的喜恶或受一面之词的影响而先入为主进行判断，在传播中根据自己的判断进行情绪化扩散。医院在危机处置过程中，无论对错，都要在第一时间对公众表明友善、谦和的态度，展示医院对当事人遭遇的关爱与重视、对媒体和公众关注的感恩和尊重。在舆情处置中，不争辩，不激怒公众情绪，包容质疑或指责，以此争取对方的体谅、媒体和公众的理解，为危机的妥善化解营造良好的氛围。

### （5）精准把握信息发布的火候

医院要主动与媒体合作，通过展示诚意，消除危机对医院品牌的不利影响。在与媒体的合作中，医院既要积极诚恳，也要注意把握沟通的分寸，在拟定好信息稿件后，选择合作关系良好、互信度高的知名媒体或官方媒体进行发布，借助权威媒体的公信力降低公众的疑虑。同时，积极通过关系融洽的自媒体渠道回应网络关切，争取公众理解。在信息发布的形式上，切忌打官腔、端架子，要采取记叙性、通俗化的文字进行描述，尽量采用视频监控画面、第三方拍摄的画面增强信息的可信度。在与媒体沟通过程中，对模糊信息和非公众关注热点的信息适当保留，根据舆情走向酌情披露，控制危机的话题感，使舆情热度逐渐降温。

### （6）用好社交平台

社交平台已经成为公众接触品牌信息的重要渠道。医院要重视社交平台的作用，积极挖掘医院道德品质好、专业知识过硬、形象气质佳、表达能力强的医护人员，有意识地将其培养塑造成健康、亲民、有魅力的意见领袖，让他们在危机处置中起到舆情引导和淡化的风向标作用；要重视社群关系的维护，加强与网民的线上和线下交流，通过组建健康俱乐部、举办健康主题大赛、联办各种活动、邀约线下体验等互动形式，提高医院在公众文化圈里的品牌影响力，积累品牌好感；要加强与本地宣传主管部门、社会团体、NGO 组织、所在社区服务中心、工会青年团妇联等机构的日常联谊往来，建立合作信任的关系，在遭遇危机后，共同通过社会化平台形成相互声援的舆情合力，扭转不利局面。

## 【链接】

--------------------------------------------------

### 深圳市儿童医院院长亲述：我们就这样赢

深圳市儿童医院力求在全院干部职工心中树立牢固的品牌意识，同时，组建起一支品牌管理运营团队。他们对品牌危机预警防范与处理制定了明确的预案，进行动态监测预警，一旦有风吹草动，立即由院领导牵头，主动介入，及时回应媒体和公众关注的焦点，牢牢掌握话语权，维护医院的品牌形象。

深秋的一天，一位患儿的父亲撰写了一篇名为"罗一笑，你给我站住"的文章，这篇饱含父女深情的文章很快刷爆了朋友圈。

医院得知了这个消息，研判后觉得这个事件有成为舆情热点的可能，并且可能走向两个截然不同的方向：要么成为一起公益事件，要么成为一起投诉事件。

相关预案随即启动，相关部门密切关注舆情走向，对涉及医院、可能引起舆情的报道进行细节核实，做好了随时回应舆情的准备。

两天后，某公司的公众号开始陆续转发这位父亲的文章，并开通网络打赏，进行爱心募集善款。这一不幸的个人遭遇逐渐演变成了公共舆情事件。公众在献出爱心的同时，纷纷质疑医院医疗收费的合理性：是多么惊人的高额医疗费用，逼着这个坚强的汉子卖文募捐？

医院当时的应对思路是：根据媒体和公众的关注诉求进行精准回应。用接地气加有人情味的话语来描述客观事实，用实实在在的事实和数据说话，不陷入是非纠葛之中。

医院品牌宣传部门实时监测着舆情的走势，分析媒体和公众的关注点、质疑点，细致地搜集着资料。同时，他们要求各科室部门重视员工情绪管理，全院干部职工未经授权，慎就事件进行议论，慎发朋友圈。

为做到万无一失，他们还积极向市卫生行政主管部门和医管中心汇报。在市卫生行政主管部门宣教处指导下确定了拟回应的各项内容要点，与市政府办公厅、市委宣传部、市网信办、社保局等多部门协调好统一意见。

万事俱备后，11月30日，医院与健康中国、深圳微博发布厅、深圳市卫生行政主管部门、深圳市儿童医院在各自官方微博、微信以矩阵互联的方式开始联合发布信息，接受媒体采访。全院自媒体随之联动，品牌保卫战正式打响。在"关于深圳罗某笑小朋友医疗救治的情况通报"中，医院详细介绍了患儿的病情及医疗救治情况，列出了医疗费用的明细和下一步治疗方案，表示：对急危重症病人，医院将继续贯彻先救治后交费原则予以全力救治，不会因费用问题影响治疗，衷心祝愿罗某笑小朋友早日渡过难关。

此次通报后，舆情顿时扭转。在随后的跟进过程中，医院和有关部门及媒体、自媒体始终保持着良好的信息沟通，真相不断被揭露，责怪医院的声音渐渐消散，更多人开始对医院的认真负责表示敬佩。

但事情远未结束。舆情的突然扭转，让把这件事推上舆情风口浪尖的某公司始料未及，面对公众的愤怒，他们使出了大招。

12 月 2 日上午，该公司工作人员在媒体的簇拥下浩浩荡荡来到医院住院部收费窗口，要求向这位不幸的小女孩的住院账户上捐款 50 万元，用于后续治疗。医院工作人员表示：目前小女孩的账户不需要缴费，相关医疗费用还有社保报销，且该公司并非小女孩的法定监护人，医院不接受这笔款项。这个坑，医院机警地绕过。

在整个事件的应对处理过程中，医院宽容大爱、有礼有节的处事之道，给上级主管部门和众多媒体留下了深刻的印象，让公众打心眼里点赞。这就是品牌危机中，我们应该理直气壮拥有的、最鲜明的处事作风。

# 08

## 文化：

打造医院品牌的
终极武器

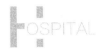

　　文化是品牌的内核，品牌拼到最后是文化的角力。品牌能被爱多久，在于文化的厚度；品牌能够走多远，在于文化的高度。


# 一、没有文化，就没有品牌

## 1. 文化不是天上的浮云

　　文化是照亮人类文明进程中的耀眼明珠。

　　在东方，"文"最初指的是刻在陶土上各色交错的纹理，《说文解字》将"文"解释为："错画也，象交叉"，意指我们最古老的象形文字。"化"在甲骨文中的书写方式是由两个正反颠倒的"人"字组成，《周易·系辞传》中称："在阳称变，在阴称化，四时变化"，寓为"改易、生成、变化"之意。"人文"，即文化最早出现于《周易·贲卦》的卦辞中："刚柔交错，天文也；文明以止，人文也。观乎天文，以察时变；观乎人文，以化成天下。"刘向在《说苑·指武》中称："凡武之兴，为不服也，文化不改，然后加诛。"束广微在《补亡诗·由仪》中将文化定位为"文化内辑，武功外悠"。在日月轮回的岁月交错中，我们体会着天人合一的奥秘，实践着"以文化人""文治教化"之义，让华夏文明生生不息。

在西方，"文化"的英文单词 culture 源于古拉丁文 colere，原意是耕作和养殖，后来逐渐引申为"人类的某种能力"。随着欧洲启蒙运动和宗教改革的推进，文化开始超越了原有之意，被法国启蒙思想家伏尔泰上升为精神品格的培养。英国文化人类学的奠基人爱德华·伯内特·泰勒首次界定了文化的定义，他认为：文化是一个复杂的整体，它包括知识、信仰、艺术、伦理道德、法律和风俗习惯，以及人作为社会成员通过后天学习获得的一切能力和习惯。美国新泽西州立大学社会与行为科学院教授戴维·波普诺认为：文化是一个群体或社会共同具有的价值观和意义体系，它包括这些价值观和意义在物质形态上的具体化，人们通过观察和接受其他成员的教育而学到其所在社会的文化。美国人类学家阿尔弗雷德·路易斯·克鲁伯等将文化定义为：外显的和内隐的行为模式和价值观念及其在人工制品中的体现，它通过象征来获取和传递，并构成各人类群体的独特成就。

文化包括精神、制度、行为、物质四个层面。精神层面的文化是人类在社会实践过程中意识到的审美情趣和价值取向、思维方式等精神内核，也可看作狭义的文化；制度层面的文化是人类在社会实践中构建的各种社会规范、典章制度等；行为层面的文化是人类在社会交往过程中约定俗成的礼仪、民俗等行为习惯；物质层面的文化是人类物质生产方式和产品的总和，代表着人类文明的物质成果。

## 2. 什么是组织文化

随着社会分工越来越精细，每个人都要依赖组织获得生存的力量，在生产生活的实践中，组织内部会逐步形成全体成员认同并遵守的、带有本组织特点的使命、愿景、宗旨、精神、价值观或经营理念，体现在生产经营实践、管理制度、行为方式、对外形象等诸多方面，这些被统称为组织文化。

组织文化是组织应对挑战、保持凝聚力和战斗力的能量棒，是组织可持续发展的动力源泉。

**（1）组织管理离不开组织文化**

人类对组织管理的思考与实践经历了经验管理阶段（18 世纪末至 19 世纪末）、科学管理阶段（19 世纪末至 20 世纪 20 年代）、行为科学阶段（20 世纪 20 年代至 60 年代）、现代管理阶段（20 世纪 60 年代至今）四个阶段，在不断的探索实践中，组织文化逐渐被管理者认知和接受，发挥出巨大的威力。

1771 年，"近代工厂之父"理查德·阿克莱特在英国德比郡的克罗姆福德投资开办水力纺纱厂。为了管理好这座耗费他全部心血的工厂，理查德·阿克莱特除了按时支付薪金、严格奖惩之外，还尝试通过设立公共设施、建设工人社区等方式融洽和工人们的关系，维持工厂的正常运行。但是，企业的稳健仅仅靠管理者的个人经验去维系会十分脆弱，他因此也疲惫不堪。

1911 年，弗雷德里克·温斯洛·泰勒出版了《科学管理原理》一书，他呼吁：任何一种管理制度，不管多么好，都不应死板地加以运用，雇主应该和工人保持良好的人际关系，在同工人打交道时，即使是工人的偏见也应予以考虑。工人们所需要的或看重的与其说是大量的施舍，倒不如说是友爱和同情，友爱和同情是劳资之间建立起友好感情的纽带。在科学管理思想的指导下，欧美各国的企业进入规范化、制度化的轨道，但依然不能解决让管理者头疼的劳资冲突，免不了此起彼伏的罢工浪潮。对此，马克斯·韦伯给出的解决方案是将管理非人格化，在组织内部依据职能和职位进行分工和分层，以规则为管理主体，建立稳定、严密、有效、精确的管理系统。亨利·法约尔将"秩序、公平、首创精神、人员的团结"等文化因子写入组织管理的 14 条原则中，让企业家们开始意识到文化的价值。

1927 年，西方电器公司邀请乔治·埃尔顿·梅奥到芝加哥郊外的霍桑工厂主持"霍桑试验"，研究如何改善管理，提高劳动生产率，他由此提出了著名的人际关系理论，将组织管理推进到行为科学的高度，他认为：人是"社会人"，生产效率主要取决于员工的工作态度和他们之间的相互关系，管理者要重视"非正式组织"的存在和作用，应当通过提高员工的满意度来激发士气，达到提高生产率的目的。参加了"霍桑试验"的乔治·霍曼斯在 1951 年出版的《人类群体》中进一步指出，任何社会组织都存在于物质环境、文化环境、技术环境构成的三维环境中，正式明确了组织文化的重要性。之后，道格拉斯·麦格雷戈提出了"X–Y 理论"，宣称"胡萝卜加大棒"的组织管理方式已经过时，管理者只有正视人性，给予员工充分的尊重与自主权，建立人性化的、富有激励的组织文化，才能实现组织的经营目标。在行为科学理论的指导下，西方各国的企业经营得有声有色，迎来了第二次世界大战后难得的繁荣景象。

但是好景不长，1973 年 10 月，第四次中东战争爆发，原油价格暴涨，给欧美各国的企业带来了严重的冲击。而此时，曾经一片废墟的日本居然逆风而上。日本企业的成功是其特有的组织文化与现代科技相结合的成果。1981 年至 1982 年，美国的管理学界接连出版了被誉为企业文化"四重奏"的《Z 理论：美国企业界怎样迎接日本的挑战》《企业文化：企业生活中的礼仪与仪式》《追求卓越：美国最佳管理公司案例》《日本的管理艺术》，让组织文化的重要性和必要性深入人心。各类组织机构纷纷将组织文化建设作为管理的重要手段和品牌的内涵进行重点打造，涌现出通用电气、IBM、华为、海尔等大批有文化影响力的品牌典范。

### （2）组织文化体现的是信仰

不同的组织有着不同的文化，在丰富多彩的表象之下，是各自秉持的信仰。爱伦·威廉等人将组织文化比喻为睡莲，浮在水面的是我们可以通过组织成员的言行观察到的文化现象，隐藏在水面之下的是组织的价值观、信念、态度等，这些信念可能是组织长期积淀培育出的群体潜意识。脱离了价值观和信念，组织文化就成了浮萍，难以持久。

帕米拉·路易斯等人将组织文化比喻为冰山，浮在海面上的部分是我们能够看得见的具体的文化行为，而支撑这些行为的是隐藏在海面下的集体意识、观念、共有价值观、宗旨和行为标准。

组织文化的核心是价值观，围绕着价值观，我们在实践中逐渐形成了以组织精神、组织哲学、组织风貌为内容的精神文化，构成了组织的文化灵魂。在精神文化的引领下，我们对管理体制、运行机制、组织结构、管理方法等不断进行规范和调整，形成独具特色的制度文化。在实践过程中，我们将组织的价值理念通过制度传达给每一位组织成员，表现为组织运行、人际交往等具体的行为，通过组织成员的携手努力，将组织文化融入公众可以感受到的建筑、环境、标志、产品等物质形态，成为品牌的组成部分。

### （3）组织文化的特点

组织文化是组织在运营发展过程中有意形成的治理模式，有着鲜明的特点。

#### ① 层次性

组织文化不是胡乱堆砌的大杂烩，它以运营目标为导向，依托于组织结构和组织规则，有着严密的逻辑。威廉·大内将组织文化划分为不同层次，最高层次是组织哲学，其次是在方法论指导下的目标文化、政治文化、道德文化、制度文化、团体文化、功能文化和实体文化。这些文化层次由高向低逐渐拓展，相互联系、相互依赖、相互作用，从不同层面展现着组织的品牌形象。

#### ② 耗散性

耗散结构是组织文化的常态，它是组织在开放的、远离平衡的环境中，为了维护组织的利益，在与外界交换信息和物质、能量的过程中不断突变，使组织文化从混沌无序转变为有序的状态。在突变的过程中，各要素之间会相互摩擦、各子系统之间会相互冲突，不断进行信息、物质、能量的交换，使组织文化永远保持活力。

#### ③ 时代性

组织是社会的一个细胞，组织文化是社会文化的一个支流，是组织在一定的历史文化、科学技术和主流意识影响下形成和发展起来的，与时代紧密相联，相互影响。在不同的时期，组织文化还会因管理者的兴趣和风格不同而出现调整。当组织文化不适应时代要求时，会被组织成员和公众果断摒弃。我们只有紧跟时代的步伐，通过对原有组织文化的自我总结，或对其他成功组织文化的移植模仿，对组织文化进行自我升级，才能保持组织的稳定，获得不断的成长。

**④ 人文性**

人是组织文化的主体，衡量组织文化成败的关键就看是否激发了人的积极性、主动性和创造性，使组织的成员能够在愉悦的身心状态中实现自我价值和团队价值的统一。管理者要尊重成员的利益诉求，以柔性的方式引导每一个成员树立符合组织价值观的行为理念，构建平等、友善、尊重、互助、信任的文化氛围，以文化的力量催人奋进，以文化的感染力温暖人心，凝聚士气。

**（4）组织文化是组织与成员之间的心理契约**

组织文化不是强扭的瓜，无法通过命令的方式强制推行。组织与成员之间除了人事契约的规定之外，还存在着隐含的、非正式的、未公开说明的相互期望，这种心理契约是决定组织文化走向的重要因素。美国密歇根大学商学院的罗伯特·奎因和金·卡梅隆从组织与成员之间的关系入手，围绕内在—外在、控制—灵活两个维度，提出了竞争性文化价值模型，将组织文化分为活力型、宗族型、层级型、市场型四种类型。活力型组织富有创造性，鼓励成员不断创新，致力于为公众提供独特的产品和服务。宗族型组织类似于一个大家庭，鼓励团队合作，成员之间相互关爱，依靠对组织的忠诚或传统来维系关系。层级型组织有着系统而层次分明的运行机制，讲究规则和秩序，强调组织的稳定性和执行力。市场型组织以目标为导向，鼓励成员相互竞争，以成败论英雄。除此以外，组织文化还被不同的研究者分为双 S 型等多种类型。无论是何种视角，研究者均认为组织文化是组织与成员之间相互协商，最终协调一致的结果。组织文化只有在个体与组织的相互成就中才能发扬光大。成人达己，是组织文化唯一的选择。

## 【链接】

--------------------------------------------------------------------

### 这份文化，让聊城市东昌府区妇幼保健院员工亲如一家人

位于东昌湖湖畔的聊城市东昌府区妇幼保健院，是聊城市首家三级妇幼保健院，聊城东昌医疗保健集团的重要成员，在当地口碑颇佳。可是数年前，聊城市东昌府区妇幼保健院曾经面临城区改造后的"地荒"、选址迁建的"钱荒"、后继乏才的"人荒"、术业不专的"技荒"、管理低效的"智荒"。医院一度面临着巨大的行业竞争压力和生存困境，内部管理困难重重。

从何处能又快又好地破局？

医院领导思来想去，觉得只有用文化把人心激活，才能走出困境。但文化建设不仅难以下手、耗时费钱，还极易流于形式。

几番论证之后，他们决定依据聊城地区的人文地域特点，将"家文化"作为医院品牌文化的基调进行打造，用"家"这种看似传统的文化理念，使医院文化更容易被认可和接受，成为吸引人才、激活人才、提升服务品质、获得公众认可的磁铁。医院院长在各种场合反复强调一个观点："凡是不孝敬父母的、家庭不和睦的，就不提拔，不重用，这是医院选人用人的标尺。"这一招看似简单，实际不简单，它把医院管理伦理和员工家庭伦理及中华道德伦理融为一体，从道德层面很快获得员工们的认同接纳，减少了文化建设的阻力，增加了医

院文化的亲和力。

在具体的实施过程中，医院从多个维度入手，让"家文化"落地生根。

从思想观念入手，每年投入经费，邀请专家来院进行道德文化培训，要求员工互称家人，学会包容和接纳，让员工从心智上接受家文化，理解家文化。他们每年春节举办孝亲联欢会，把员工的父母请到一起，向他们拜年贺岁，为他们表彰颁奖，陪他们看演出叙家常；请员工上台向家人诉衷肠，让医护人员的家人为自己的亲人感到骄傲和自豪，对医护人员的工作更多一份宽容和理解。

从细微之处入手，给予员工以家人般的照顾：为员工开设健身房；在国内医院中率先开设生态蔬菜种植园，为员工种植无公害蔬菜；建立了职工子女助学基金，解决员工后顾之忧；定期为员工的家人进行体检，让员工切实感受到家的温暖。

从管理机制入手，建立起人才的培养晋升通道，让每一个员工的理想都有飞翔的翅膀，让每一个员工都觉得在这样的集体里有奔头、有干劲。

从激励机制入手，把评选表彰道德人物进行了制度化和常态化，设立了"孝亲家庭奖""感动人物奖""四德榜"，通过先进典型的示范，引导、鼓励员工把患者当家人，从细节入手，为患者提供家人般的优质服务。

"家文化"让这所医院在短短五年内发生了翻天覆地的变化。相较于五年前，医院就诊量增长了2.5倍，住院量增长了2.1倍，业务收入增长了3.1倍，职工总数增长了1.8倍，固定资产增长了1.7倍。医院也被评为"年度改善医疗服务示范医院"。

### 3. 文化赋予品牌魅力

医院文化是医院在建设和发展的过程中形成的物质文明和精神文明的总和，医院一方面通过文化建设促使员工树立品牌意识，自觉将个人利益与医院利益、公众利益进行融合，实现个人与医院的品牌价值的最大化；另一方面通过文化建设引导公众认同医院的品牌理念，成为医院品牌的忠实拥护者。品牌是文化的一种表达方式，文化赋予了品牌源源不断的魅力。文化决定着品牌的基因，品牌要从幼苗长成参天大树，需要从文化的土壤中不断汲取养分和力量。

#### （1）去除品牌的浮躁，看的是文化

品牌的价值只有通过广泛的传播才能被更多的人认知，但是，如果一味追求传播效果，以吸引流量、制造"爆款"作为品牌传播的出发点，就会背离医疗的初衷，让品牌陷入低俗化的浮躁之中，遭人厌弃。有了文化的加持，品牌会多一分优雅与从容，少一分焦躁和功利。在医院文化的助力之下，品牌有了更丰富的内容和表达形式，不仅能给公众带来审美上的愉悦，让品牌更加令人接受与信任，还能鼓舞医院员工保持品牌的自信心，坚守住医者的荣誉和使命，用扎实、友善、真诚的医疗服务为品牌增值。

#### （2）回归品牌的本质，用的是文化

医院品牌的本质是健康服务，生命至上是品牌文化的核心。医院品牌运营的目的不仅是提高医院的声誉和收益，还要通过文化的感化和宣教作用，传递医院对生命的尊重、对公众的关爱，拉近与公众的心理距离，增加公众对医院品牌的好感。在具体的品牌实践中，只有

在医院制度文化、行为文化、物质文化上挖掘品牌亮点，打造特色，才能让公众和员工感受到医院"以服务对象为中心"和"以员工为主体"的文化诚意，获得公众对品牌价值的认同，激发员工对医院品牌的自豪感。

### （3）永葆品牌的激情，靠的是文化

医院品牌是医院文化的彰显，只有重视文化的作用，在品牌建设中最大限度地尊重人、关心人、依靠人、理解人、凝聚人、培养人和造就人，才能充分调动人的积极性，发挥人的主观能动性，让公众通过员工的一言一行、医院的一草一木感知到品牌的活力。特别是面临突发事件和公关危机时，唯有文化的感召力才能激发员工的社会责任感和集体荣誉感，让员工迅速凝聚共识，主动担当，临危不惧，让医院品牌经受住考验。

### （4）实现品牌的共鸣，拼的是文化

只有通过医院文化的催化，品牌才能带上烟火气，实现品牌价值与公众情感的共鸣。被大家喜爱的医院品牌都不约而同地在文化上发力。

#### ① 将医院文化亲情化

在价值理念上将医院和员工视为命运共同体，将医院和服务对象视为利益共同体，从细节做起，培育和塑造员工的医学人文精神。为员工提供值得期待的职业预期，创造安全、温馨、公平的工作环境，增强员工的文化认同和归属感。把患者视为亲朋好友，从人文关怀的角度培养医患感情，为患者提供力所能及的健康服务和心理关爱，提高医院品牌体验的舒适度和安全度，提升公众对医院品牌

的认同感。

**② 将医院文化公益化**

公益性是医院文化的道义根基，是品牌公信力的支撑。医院要充分利用医院的人才、技术、设备等资源，从公共利益出发，将医院文化建设与社会公益服务相结合，积极参与或成立公益组织，将学科、技术、人才、服务等项目包装为公益活动的组成部分，为特殊群体或弱势群体提供力所能及的帮扶。在公益服务中，引导员工树立共同价值观，激发员工爱院、敬业、奉献的热情。在公益活动中，体现医院的社会责任，持续展现医院文化的软实力，塑造有责任、有担当、有爱心的品牌形象。

**③ 将医院文化开放化**

医院是一个开放式的复杂系统，构成系统的各个科室、部门等子系统均是医院文化的责任主体，是公众观察和评价医院文化的窗口。任何一个部门止步不前，都会成为医院文化建设的短板，影响品牌的公信力。在文化建设中，我们要绕开自我满足的认知陷阱，调动内部各个部门的积极性和主动性，用开放性的思维借鉴各行各业优秀的做法，打造自身品牌亮点和先进典型；要加强与公众的互动，主动将公众纳入医院文化建设中，提高品牌文化的黏性；要善于争取资源，主动与政府部门、公益机构、学术团体合作，拓展品牌文化的外延，提高医院品牌在多个领域的影响力。

**④ 将医院文化旗帜化**

医院的生存发展离不开政府的支持。面对新的历史使命，只有坚持马克思主义在意识形态领域的指导地位，才能更好地凝聚共识、夯实品牌文化的思想基础；只有坚持以党建为统领，以社会主义核心价值观引领文化建设，才能获得各级政府的肯定和支持。将党建文化与品牌建设相结合，并不是务虚求稳，而是要敢于担当，不断推陈出新，做好党的政策的传播者、时代风云的记录者、社会进步的推动者、公平正义的守望者，善于从政治大局的高度讲好医院的文化故事，彰显卫生健康工作者的新风尚。

## 【链接】

### 北京大学肿瘤医院的窨井盖，拉近了人心

医院文化传递的是人文温情，注重的是细节流露，期许的是欢颜笑语。它努力描绘着生命的亮色，安抚患者和患者家属的焦虑，它不仅可以真真切切地持续改善就医服务质量，更能提升医院品牌的亲和感和信赖感。它不仅是医者好口碑的来源，更是衡量一家医院品牌含金量的标尺。

北京大学肿瘤医院就是这样做的。这所由北京大学、北京市医管局共管的医院在国内外颇具影响，雄厚的医疗服务实力吸引了四面八方的患者，医院年门诊量 66 万人次，年收治病人 7.8 万人次，手术近 1.6 万例。可在来来往往的人群中，细心的人会发现：很多人或愁容满面，或忧心忡忡。"肿瘤"这两个字带来的心理压力，换了谁，心里都不好受。

治病需先治心，治心需要文化的力量。

医院领导在院内走来走去，琢磨着如何让肿瘤患者和患者家属的眼里多一点生命的色彩，多一点信心和希望，一不留神，脚下踩到了一个下水管道的窨井盖。

这让他想起曾经见到的国外的窨井盖。在日本、欧美等国，人们常常在窨井盖上绘制各种图案，在丰富城市文化形象的同时，传达着城市的态度，使之成为城市靓丽的文化名片。何不在这个不起眼的物件上动动脑筋，传递对患者的祝福和鼓励呢？

这个设想被提出后，得到了院领导班子的赞同和院内各部门的积极响应，相关部门很快成立了活动策划团队和组织协调小组，对院内的窨井盖进行逐一检修登记，分批分区域组织井盖"涂鸦秀"。

几个月的时间，大家让30多个窨井盖焕然一新，成为充满爱意和创意的艺术品。而来来往往的患者和患者家属也逐渐由好奇的围观者变成要求"画上一笔"的参与者。疾病带来的不安和担忧开始渐渐散去，在医患的笔下，大家一同描绘出对明天的信心和勇气。

医院也以此为契机，正式启动医院"窨井盖文化节"计划，每年明确一个主题，邀请中国建筑文化研究会、中国医院建筑与文化学会、中国美术家协会的专家和媒体记者、医患代表一起，共同为健康点亮希望，为美好明天祈福。

这小小的窨井盖，拉近了医院管理者和一线医护人员的距离，拉近了医患之间的距离，不仅增添了内部的凝聚力和向心力，更增添了患者和家属生活的信心和勇气，成为医院品牌的希望之门和内聚之力。患者感受到了医院的人文关怀，感受到了医者默默的鼓励、真诚的期许：好好活下去，只要不放弃希望和信念，就能创造属于自己的奇迹。这就是品牌的初心，这就是文化的真谛。

# 二、打造医院文化，注意这几点

文化建设没有统一的模板，我们需要顺应时代的需求，围绕医院的品牌战略，坚持以人为本、全员参与、因地制宜、内外一致的原则，一步一个脚印，构建出充满人性关怀、特色鲜明、富有竞争活力的医院文化体系。

## 1. 医院文化建设的四个阶段

根据现代医院的管理特征，可以将医院文化的构建分为四个阶段。

### （1）调研阶段，摸清家底

成立由医院主要负责人任组长的医院文化建设领导小组，组建工作专班，明确责任分工。采取问卷调查或分类座谈的方式，对医院面临的发展环境、医院文化建设的现状、各部门对医院发展的构想进行全面的调查。了解医院所处的环境，明确医院文化建设面临的形势和行业趋势，摸清医院在文化建设中存在的短板，掌握医院院科两级文化建设现状，做到心中有数。同时，积极学习考察行业内优秀医院和国内优秀团队的做法，借鉴相关经验，拟定医院文化建设的目标。在此阶段，医院可以组织医院文化工作动员会议，对员工进行理念预热，让员工认识到开展医院文化建设的必要性和重要性，为医院文化建设营造良好的氛围。

### （2）设计阶段，提炼共识

围绕医院的品牌战略，依据相关政策文件的精神，结合调研阶段所掌握的实际情况，按照导向性、创新性、激励性、差异化、人性化、公益化的原则，把准医院文化的脉络，提炼文化特色。采取重点访谈和书面意见征求的方式，请行业专家为医院品牌建设建言献策，请本地区知名人士、患者代表、合作伙伴、医院离退休职工、医院领导、在职职工代表回忆他们在与医院接触或工作的过程中最难忘的人和事，收集他们对医院理念精神的理解和评价，在对这些品牌印象进行归纳后，概括、提炼、创造出能代表医院文化理念的词语，通过讨论修订，形成医院的理念共识。以此为基础，对医院文化建设的理念体系、组织体系、制度体系、运行体系、标识形象识别体系、评价体系进行设计，制定医院文化建设的可行性方案。

### （3）推广阶段，强化责任

根据实施方案的要求对医院相关制度进行修订完善，从工作流程、岗位职责、经费保障、人员配置上满足医院文化建设的需要。启动覆盖全院的医院文化知识专题培训，围绕医院文化的四个层面对全体员工进行价值理念、职业道德、沟通能力、行为规范、人文关怀等方面的培训，让医院文化建设获得全员的认同和支持。依照责任分工，对医院文化建设实施方案进行工作任务分解，制定量化指标，指定负责人，督导工作进度，确保工作取得实效。优化医院布局，明确标识形象，完善服务设施，营造舒适的人文环境。规范服务礼仪，改造服务流程，提供人性化的健康服务。注重科技引领，强化风险管理，确保优质适宜的医疗质量。优化管理模式，推行一体化管理，加强多方互动，激发内部活力。培植文化亮点，培育先进典型，打造文化特色，提升品牌影响力。

### （4）修正阶段，壮气提质

充分利用现代化的管理工具，对医院文化建设工作实施情况进行动态监测和考评，对工作进度和发现的问题及时查漏补缺。建立非惩罚性报告机制，鼓励员工如实反映文化建设过程中存在的难点和困惑，听取他们的意见和建议，对涉及的环节和流程加以调整完善。畅通信息沟通渠道，积极通过各种平台或组织会议、专题活动、发放问卷等方式收集公众的反馈信息，评估医院文化建设的阶段性成果，及时对工作成效显著的部门和个人给予奖励，持续改进工作措施，打造环境好、品德好、质量好、服务好、团队好、评价好的人文品牌医院。

## 2. 医院文化建设过程中的五点注意事项

### （1）必须与医院领导层的理念相吻合

医院文化建设是一项需要长期投入的系统工程，不是一个人或一个部门可以完成的，必须依靠医院领导层的支持和授权。只有加强与医院领导层的沟通，准确领会领导意图，领悟管理理念，将文化建设的目标与医院领导对医院的发展定位相适应，将文化建设的方案与医院领导层的管理意图相契合，获得医院领导层的认可，才能确保医院品牌文化建设的构想顺利实施。

### （2）必须与大众文化的需求相符合

医院文化服务于公众，被公众检视。医院文化只有紧贴时代特征，倾听民生疾苦，积极回应公众需求，才能获得公众发自内心的喜爱和认可。在内涵提炼上，医院文化要符合公众对身心健康的期望、对医疗技术和医疗服务的期待、对医者职业道德和言行的期许；在表达形式上，要用公众喜闻乐见的展现手法和传播手段，通过多种渠道和方式展示医院文化，才能吸引公众的关注和参与。

### （3）必须与地域文化的特色相融合

公众对医院文化的接纳理解与其自身的文化背景密切相关，地域风俗的差异会让人们对医院品牌产生不同角度的解读，影响文化的辐射效果。只有将医院文化与地域文化相融合，才能增强品牌的亲和力，打消人们的顾虑和不解。

### （4）必须与受众的个体感受相糅合

医院品牌文化最忌曲高和寡或自嗨，既不能靠命令强推，也不能靠祈求诱导。要想调动医院员工和公众参与品牌传播的积极性，就应尊重个体感受，理解他们的喜怒哀乐，了解他们的痛点和关注点，在文化建设的过程中给予呼应和满足，体现医者的仁爱和责任。同时，要积极分享医院文化成果，让每一个人都能亲身体验到品牌文化的魅力。

### （5）必须与科学技术的发展相聚合

医院文化要想保持活力和吸引力，必须紧跟时代潮流和趋势，以最新的医学科技技术为主线，增强文化的魅力值；积极聚合最新的信息技术，不断丰富载体平台、创新手段模式，实现品牌文化的可视化、互动化、移动化，增强品牌文化的参与感；借鉴和运用现代管理科学的成果，完善品牌文化管理的流程，提升管理的数据化水平，推动品牌文化管理更加精细和规范，增强品牌文化的辐射力。

## 【链接】

------------------------------------------------

### 湖南省人民医院的文化建设

湖南省人民医院始建于 1912 年。在一百多年的发展历程中，医院始终传承"人道、博爱、奉献"的精神，开展医院文化建设，几经风雨，成为享誉湖湘地区的人文标杆医院。

2015 年年初，医院制定出台了《人文医院建设实施方案》，将人文医院建设作为医院的发展战略。

对内，医院把人文管理作为推进文化建设的重要手段，通过教育引导、正向激励、搭建平台、促进成长、尊重关爱、共享成果，提升员工职业尊严和幸福感。

一是培育人文理念。通过主题教育培育员工的人文理念，将"让爱成为习惯，让卓越成为追求"作为人文建设的主题开设道德讲堂。组织新进人员宣誓，组织中层干部任前宣誓，以宣誓来强化忠于职守，通过宣誓来增强责任意识，以誓词为主要内容确定考核标准。制定了"员工素养十大准则"，体现了员工践行社会主义核心价值观、弘扬医学人文的精神、满足患者的需求及员工自身的发展要求。完善激励机制，做好典型引路，每年选择不同的节日对优秀个人进行表彰，树立身边的标杆典型。平时也善于发现日常工作中的典型，及时宣传，传播正能量。

二是搭建成长平台。全面实施人才工程，积极帮助专家申报各种人才培养项目，院内实施"111 人才工程"，成立了青年学术委员会。每年开展青年岗位技能竞赛等各种竞赛活动，开展青年文明号、青年岗位能手创建活动，形成"青"字文化品牌，促进青年成才成长。更好地与国际接轨，组织"走向国际"英语竞赛，竞赛后将这些优秀人才送到欧美发达国家学习。

三是塑造"家文化"。以"我的省医·我的家"为主题，全面推进"家文化"建设，使患者被关爱，感到"家"的温暖，使员工找到情感归属，感到"家"的幸福。加强与员工沟通，倾听员工声音，利用职代会提案征集等载体鼓励员工为医院建设与发展出谋划策，调动职工的积极性。建立员工关爱机制，在关心职工的工作和生活方面下功夫，建立了思想政治工作网络体系，定期召开思想政治工作例会，落实"五必谈五必访"制度。为员工解决实际困难，帮助员工减压，以关爱员工心理健康为重点开展"心的呵护"关爱活动，以关爱大龄青年为重点建立"爱的牵手"活动。日常工作中及时为职工维权提供法律支持和援助。精心打造"职工之家"，并以工会分会为单位建立职工小家，评选"温暖之家"。每年组织开展"职工运动会""职工春晚"等员工参与度高的活动，发挥医院20多个文体团队的作用，提升员工的艺术修养，增强凝聚力，使文化艺术真正融入职工生活，提升生活品质。

四是创新人文管理。医院以品管圈（QCC）活动为载体，不断改进服务质量。重视巡视、巡查工作，对于发现的问题"找病因、明诊断、开方子、下猛药"，针对医疗行风盲点、难点、痛点进行自查自纠，深挖深剖，立行立改，进一步强化内部管理，梳理健全规章制度，构建制度严谨、监控严密、惩处严厉的管理体系，形成震慑力、约束力和影响力，出台了多个规范性文件，条理清晰，惩罚明朗，把医疗行风全部用制度进行规范，有据可依、有章可循，让老百姓看病就诊放心。

五是共享发展成果。医院坚持以人为本，充分发挥绩效工资分配的激励导向作用。按照"多劳多得、效率优先、兼顾公平"的原则实施绩效分配，将管理要素、技术要素、责任要素引入绩效管理，体现向临床一线、业务骨干、关键岗位和成绩突出的部门和人员倾斜。充分发挥科主任的作用，强化二次分配，建立科主任基金。同时，医院制定了科研、教学、学术津贴制度，充分调动科研积极性。

对外，医院把改善患者的就医感受，提高满意度作为医院文化建设的落脚点，从环境、服务、医疗、护理、管理、公益等方面全方位地推进。

一是优化布局，营造舒适的人文环境。医院全面开展 6S 管理，做到基本设施配备标准一致、摆放标准一致、管理标准一致。规范标识和科室部门名称，畅通全院无障碍通道，完善无障碍设施。在医院地域狭小的情况下，实施微循环改造，做到人车分流，美化院内环境。

二是改造流程，提供便捷的人文服务。全力打造移动互联网医院，实现从预约、查询、支付到随访的全过程无缝衔接和全程信息化管理。开展一站式导诊服务，统筹病人就医全过程。规范标准化接待，实行归口管理，执行首诊首接负责制。推出"十大便民惠民"措施，产生了良好的反响，得到患者和上级的高度评价。

三是提升质量，大力推行人文医疗。优化就医流程，制定并落实门诊工作"五个当天"。推行加强急诊"五个优先"，确保急重症救治绿色通道畅通。提升疑难复杂病人的诊疗能力，做到会诊"五个到位"。把握好手术管理的"五个关键"，确保手术安全。落实科主任责任与管理，确定科主任专科门诊日、查房日、手术日、病例讨论日、科室学习日，严格执行外出请示报告登记制度。

四是创新服务，打造特色人文护理。加强基础护理，开展优质服务，碎片服务系统化，建立服务体系，开展多种感动服务、暖心服务。全面实施标准化护理服务单元建设，持续开展"站立相迎、责任到位、导航指引、无缝服务、心理疏导、平行沟通、降低分贝、操作洗手、家属参与、一卡预约"的十大护理服务亮点。培养专科护士、专病护士，开展专科护理。结合健康教育、出院随访有效开展复诊预约、健康咨询、社区干预和家庭服务，积极探索延伸护理。

五是以人为本，努力维护患者权益。梳理制定医院"维护患者十项权益的实施方案"，依据现有医学模式和医疗准则，结合患者实际需求，提出维护患者的生命权、健康权、医疗权、被尊重权、安全权、知情权、选择权、减痛权、隐私权、投诉权等十项权益，对每一条权益都提出具体标准和管理措施。

六是投身医改，彰显医院人文公益。医院以"三援一扶"支持基层，以"仁术博士团"联系基层，定期到基层医疗单位开展讲学、查房、义诊，指导基层医院管理和业务培训；以"医院集团"指导基层，通过医院集团化运作，实现资源共享、优势互补，发挥品牌效应，提高医院影响力和竞争能力。

湖南省人民医院的文化建设给医院带来了巨大的变化，提升了员工的人文素养，改善了患者的就医感受，促进了学科的进步和管理的规范，扩大了医院的品牌影响力。

---

# 三、医院文化强不强，评价工具量一量

要评价一家医院的文化建设做得好还是不好，如果没有合适的工具和尺度，还真是一件伤神的麻烦事。

数十年来，众多学者进行了诸多探索，所采用的方法可以概括为定性评价和定量评价两类。事实上，任何一种评价方法都不可能尽善尽美，我们只有遵循实用性、公开性、标准性等基本原则，从逻辑性和合理性入手，将多种方法和工具巧妙结合，扬长避短，才能对医院文化做出客观公正的评价。在医院文化建设的具体实践中，我们常用到的评价方法有如下四种。

## 1. 德尔斐法

德尔斐法又称为专家调查法，其成败的关键是对专家的遴选，这需要医院根据自身的实际情况和专家的学术专长，邀请相关领域的合适人选组成征询小组。当我们向专家提出医院文化建设中需要分析判断的问题时，要附上背景材料，请专家通过电话、信函或网络等方式进行详尽的答复，并说明相应的理由。对各位专家反馈的意见，我们要进行整理、归纳、统计，之后分发给专家，请专家将自己的观点与其他专家（匿名）的观点进行比较修改，然后再次提交给我们，如此反复多个轮次，当每一位专家都不再改变自己的意见时，专家们的意见会逐渐趋同，达成统一共识。德尔斐法简便直观，无须建立烦琐的数学模型，能够在缺乏足够的数据资料或参考借鉴的情况下，对医院文化进行准确的定性分析，也可以帮助我们确立医院文化评价体系的相应指标，便于我们进行下一步的量化研究。

## 2. 层次分析法

层次分析法将我们需要分析解决的问题根据其性质和目标分解为

多个因素，按照各因素之间的相互关联影响及隶属关系，把各因素按照最高层、中间层、最底层构建成层次结构模型。其中，最高层是我们需要解决的问题和决策的目的，中间层是我们需要考虑的因素和决策的准则，最底层是我们进行决策时的备选方案。我们可以根据各因素之间的相互关系，算出其相应的权重，明确相关元素在系统中的地位和作用。

层次分析法的关键是要厘清系统中各个因素的权重。这需要我们对层次结构模型的各个因素进行两两比较，构造判断矩阵。然后求得同一层次的各因素对于上一层次某因素的权重，最后加权得到各备选方案对总目标的权重，此权重最大者即为最优方案。也就是说，要把问题归结为最底层相对于最高层的权重或优劣次序。层次分析法是一种定性和定量相结合的、系统化、层次化的分析方法。它把研究对象作为一个系统进行综合思考，使得看似无法进行横向比较的定性指标转化为可以量化的数据，为我们评价医院文化建设工作的成效提供了数据参考。

### 3. 量表评价法

量表评价法是评价者根据设计的量表对被评价者进行打分或评级，得出评价结论的方法。量表通常由指标体系和权重体系两个部分组成，在对医院文化进行全面评价的众多量表中，获得公认的有组织文化评价量表和组织文化问卷。

组织文化评价量表根据罗伯特·奎因和金·卡梅隆提出的竞争性文化价值模型而来，它从管理特征、领导风格、人员管理、组织凝聚力、战略目标、成功准则等 6 个维度来考查组织文化，每一个维度有

4 个指标，分别代表活力型文化、宗族型文化、层级型文化、市场型文化。罗伯特·奎因和金·卡梅隆认为：在某一个时间点上，任何组织的文化都是这四类文化的混合体，我们可以通过组织文化评价量表的测评结果来绘制反映医院文化类型趋向的四边形图，发现医院文化的特点。

瑞士洛桑国际管理学院著名教授丹尼尔·丹尼森将组织文化的特征分为"使命、投入、一致性、适应性"4 种特质，每个特征对应 3 个维度。"使命"特质包括愿景、目标、战略方向 3 个维度，主要考查组织的战略决策水平；"投入"特质包括授权、团队导向、能力发展 3 个维度，主要考查员工的积极性和组织活力；"一致性"特质包括核心价值观、同意、协调和整合 3 个维度，主要考查组织的凝聚力和执行力；"适应性"特质包括组织学习、关注服务对象、创造改变 3 个维度，主要考查组织的创新能力和应变能力。组织文化问卷可以根据这 12 个维度设定相应的指标，每个指标按照 1~5 分进行打分，经统计分析后得出对医院文化的评价。

### 4. 平衡计分卡法

平衡计分卡源自罗伯特·卡普兰与大卫·诺顿等人在 20 世纪 90 年代对企业绩效管理的研究，他们认为：只有量化的指标才是可以考核的，必须将要考核的指标进行量化。

平衡计分卡从财务、客户、内部流程、学习与成长 4 个维度，将庞杂的医院管理体系从战略执行效果的角度进行量化，设置了相应的计分卡进行绩效评估。平衡计分卡虽然看上去是财务或人事部门才用得上的管理工具，但其以结果为导向的考核思路与医院文化评价不谋而合，已陆续有多家医疗机构开始尝试将平衡计分卡用于组织文化的评价，他们通常将四个维度的指标划分为正向指标（即效益型、产出型）和逆向指标（即成本型、投入型）两类，经过标准化处理后，通过综合评价公式（综合评定值＝标准化后的正向指标×权重值－标准化后的逆向指标×权重值）的转化，将医院文化建设用数据来体现，定量地分析医院文化建设的成效。

## 【链接】

### 上海市第十人民医院，真金不怕火炼

品牌牛不牛，不是自己说了算。只有经得起检验评估的品牌，才能保持令人迷恋的魅力。

上海市第十人民医院（暨同济大学附属第十人民医院）创建于1910 年，1993 年成为卫生部（现国家卫生健康委员会）首批"三级甲等"综合性医院。2004 年，医院从上海铁路局整体移交给上海市人民政府，实行属地化管理。在新的形势下，如何保持医院旺盛的士气和良好的发展势头，让百年品牌焕发新的活力？医院领导决定从品牌文化入手，将"同舟共济、自强不息、追求卓越"的医院精神转化为每一名员工的自觉行动，让患者满意，让员工幸福，让医院获得高质量的发展。几年下来，医院学科建设与文化建设有声有色，在上海声名鹊起。

面对掌声和鲜花，医院并没有沾沾自喜，为了更好地开展文化建设，医院组织专人采取了德尔斐法和层次分析法相结合的方式，对医院品牌进行自我剖析。

他们邀请了一批在行业内有影响力的专家，采用德尔斐法进行

3轮专家咨询，完成了评估指标框架的确定，得出一级指标6个，二级指标32个。在此基础上，他们以医院当年的业务数据为参考，采用层次分析法，请专家依据Saaty相对重要性等级表，对一级指标和二级指标分别进行两两比较，把数据转化为判断矩阵，计算出相关指标的权重。其中，一级指标包括技术品牌、服务品牌、规模品牌、公共关系品牌、价格品牌和形象品牌，其权重系数分别为0.351、0.260、0.110、0.080、0.109和0.090，权重分别为35%、26%、11%、8%、11%和9%。

| 指标名称 | 一级指标权重 | 二级指标权重 | 组合权重 |
|---|---|---|---|
| A1 技术品牌 | 0.351211 | | |
| B1 治愈好转率 | | 0.210001 | 0.073755 |
| B2 病死率 | | 0.049112 | 0.017249 |
| B3 危重病人抢救成功率 | | 0.100009 | 0.035124 |
| B4 出院病人诊断不明率 | | 0.072231 | 0.025368 |
| B5 入院三日确诊率 | | 0.079887 | 0.028057 |
| B6 手术前后诊断符合率 | | 0.089922 | 0.031582 |
| B7 CD率（病例中复杂疑难危重病率） | | 0.027931 | 0.009810 |
| B8 术后十日死亡率 | | 0.040002 | 0.014049 |
| B9 平均住院日 | | 0.092379 | 0.032445 |
| B10 知名专家的数量和层次 | | 0.238526 | 0.083773 |
| A2 服务品牌 | 0.260122 | | |
| B11 病人满意度 | | 0.150231 | 0.039078 |
| B12 就医流程合理程度 | | 0.179862 | 0.046786 |
| B13 就医交通方便程度 | | 0.170021 | 0.044226 |
| B14 就诊等候时间长短 | | 0.159989 | 0.041617 |
| B15 医院沟通程度 | | 0.200338 | 0.052212 |
| B16 医务人员服务态度好 | | 0.139838 | 0.036375 |

(续表)

| 指标名称 | 一级指标权重 | 二级指标权重 | 组合权重 |
|---|---|---|---|
| A3 规模品牌 | 0.110045 | | |
| B17 在编职工人数 | | 0.089756 | 0.010057 |
| B18 开放床位数 | | 0.148768 | 0.016669 |
| B19 建筑面积 | | 0.057369 | 0.006428 |
| B20 门急诊量 | | 0.284487 | 0.031875 |
| B21 出院人数 | | 0.209986 | 0.023528 |
| B22 手术台次 | | 0.209634 | 0.023488 |
| A4 公共关系品牌 | 0.080012 | | |
| B23 媒体报道的积极性 | | 0.528626 | 0.042296 |
| B24 社会公益活动频率 | | 0.176234 | 0.014101 |
| B25 医院在社区的健康宣传教育，参与疾病预防和控制的频率 | | 0.151212 | 0.012099 |
| B26 网站沟通 | | 0.143928 | 0.011516 |
| A5 价格品牌 | 0.108609 | | |
| B27 门诊均次费用 | | 0.309866 | 0.033863 |
| B28 每住院人次费用 | | 0.421001 | 0.046008 |
| B29 每日住院床位费 | | 0.269133 | 0.029412 |
| A6 形象品牌 | 0.090001 | | |
| B30 印制的医院出版物 | | 0.200099 | 0.018009 |
| B31 标识系统清晰 | | 0.281083 | 0.025298 |
| B32 环境舒适 | | 0.518188 | 0.046694 |

摸清了家底，他们多了一分底气。随后，他们采用模糊综合评价法，构建了医院品牌文化的评价应用模型，将医院品牌效应评估指标等级分为"A、B、C、D、E"五个等级，分别对应"好、较好、一般、较差、差"五个等级，通过公式运算得出模糊集合 C。

$$C = \left[ \frac{b_1}{\sum\limits_{j=1}^{n} b_j}, \frac{b_2}{\sum\limits_{j=1}^{n} b_j}, \frac{b_3}{\sum\limits_{j=1}^{n} b_j}, \cdots, \frac{b_n}{\sum\limits_{j=1}^{n} b_j} \right]$$

$$= (C_1, C_2, C_3, \cdots, C_n)$$

其中，$j$ 代表指标的等级，$b$ 是通过模糊矩阵符合运算得出的评价结果。

评估计算的结果显示：A、B、C、D、E 对应的模糊判定值分别为 0.1909、0.4663、0.2987、0.0369、0.1909。最大值为 0.4663，对应指标等级集合中的等级 B，这表示医院目前品牌文化成效评估的结果为"较好"。

这个结果让医院领导舒了一口气，也更加坚定了他们推进品牌文化建设的决心，明确了下一步的工作方向。随后，医院围绕技术特色与改善服务体验持续发力，一步一个脚印，让医院品牌文化的影响力迈上新的台阶。

为提升医疗服务的品质，医院启动了"基于医技护管一体化流程再造的 ERAS（加速康复外科）体系建设"，通过流程优化、麻醉优化、营养优化、心理支持优化，让患者的术前待床时间平均缩短 1.5 天，住院天数由 7.6 天降至 5.5 天，覆盖的 9 个病种均次费用由 7761 元降至 6042 元，让公众实实在在地尝到了医院文化的甜头。

为了让医院文化滋润更多人的心田，医院率先推行音乐治疗法，联合高校、临床医护人员、音乐治疗师和医务社会工作者对患者进行音乐治疗，用音乐的元素和形式帮助人们缓解和消除不良情绪，增强生活信心，传递出浓浓的人文关爱。

为普及健康文化，医院启动了"基于心脑血管科普教育基地提升公众健康素养系列科普方法与技术的研发与推广"项目，创新"基地—社区—家庭"医学科普传播模式，研发了集预防—预警—急救—康复为一体的心脑血管精品课程库，打造了专家领衔的"社区—家庭—志愿者"联动科普团队，创建了沉浸式科普场景体验馆，用公众喜爱的方式，构建起了独具特色的健康品牌，得到了社会各界的广泛认可。

几年来的汗水与心血，让医院文化结成硕果。医院连续八年在上海市社会满意度调查中名列前茅，连续十一届获"上海市文明单位"称号，先后获全国优质服务"百佳医院""全国卫生系统先进集体""全国医院文化建设先进单位"等荣誉称号。

--------------------------------------------------------

　　高山流水遇知音，彩云追月得知己。当您读到这一页时，请允许我表达诚挚的感谢。

　　人生是一场不期而遇的邂逅，所有际遇都将是美好的回忆，无论高峰低谷，无论来来往往，我都对这个时代充满了感恩之情。若干年前，我机缘巧合踏入医途，和朋友们共同经历了医疗卫生改革的风风雨雨，品味了各种苦辣酸甜，在恩师和朋友们的帮助下，我在一次次的摔打和奔跑中悟透了品牌的真谛。几年前，禁不住几位朋友的鼓动，我开始在工作之余通过"医冠清瘦"这个微信公众号和朋友们分享我对医疗品牌建设的观察及心得体会，借此机会，我得以进一步学习观摩到各地医疗机构同行精彩的作为，对医疗品牌之道有了更多的感悟。在大家的催促之下，一个秋日，我开始在键盘上敲下第一个字，经过数载三次修稿，终于将自己对卫生健康事业的真情和思考付诸此书。对各位朋友的抬爱，我深表感激。

　　如君所见，医疗品牌学虽是一个垂直的小门类，却是一个年轻而庞大的系统工程。我虽然有数十年在这一行的亲历体验和一些虚名，也曾经为此饱读古今中外之作，观摩学习各地朋友的大招，但个人的才思见识有限，不期于能带给您饕餮盛宴，唯愿这本饱含着真诚的小册子能让您对医疗品牌在理论上有更多的理解，在实践上有更多的启发，在前行的路上少一分迷茫和疲惫，多一分信心和力量。

感谢中国生命关怀协会的袁彦龙副秘书长对我的帮助和指导，感谢恩师的谆谆教诲，感谢兄弟姐妹们的鼓励，感谢家人的理解和支持，感谢岁月，遇见你们，是我此生无比的荣幸。

遇见，真好！

李庆